Mastering Occlusal Reconstruction

実践 咬合再構成を極める

歯列不正、歯周疾患、多数歯欠損を読み解く

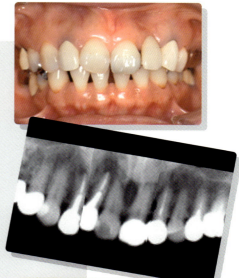
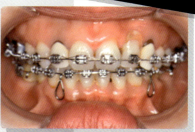
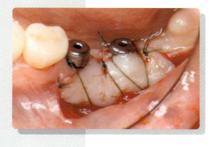
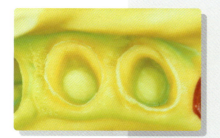
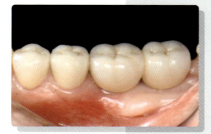
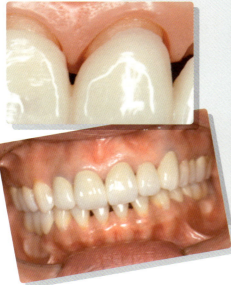

著 上田 秀朗

クインテッセンス出版株式会社　2018

QUINTESSENCE PUBLISHING

Berlin, Barcelona, Chicago, Istanbul, London, Milan, Moscow, New Delhi, Paris, Prague, São Paulo, Seoul, Singapore, Tokyo, Warsaw

刊行にあたって

　臨床症状の有無にかかわらず、咬合に問題を抱えている患者は多い。そのような患者に対して積極的な治療介入を行い、良好な口腔内環境を獲得して、それを永続させるためには、的確な咬合再構成によって不良な咬合関係を是正し、顎口腔系（顎関節、口腔周囲筋、歯・歯周組織）の調和を図る必要がある。

　実際の患者では、歯列不正や歯周病、歯の欠損、パラファンクションなどの病因が混在し、昨今では患者の高い審美性の要求もあり、術者は咬合再構成を非常に複雑で難しいものだと捉えがちである。また、機能的かつ審美的な咬合再構成を行うためには、さまざまな手技を駆使できなければならない。

　そのような一見複雑に思われる咬合再構成を成功に導くポイントは、顎口腔系のどこに問題があるのかを明確に診査・診断すること、そして、それに対して必要な手技を順序よく組み合わせて、効率的に治療を進めていくことである。

　特に、全顎治療による咬合再構成を行う場合、必要以上の治療時間、治療期間を費やさないためにも、プライオリティと効率性を考慮することは非常に重要となる。

　本書では、患者の病態を『歯列不正』『歯周疾患』『多数歯欠損』の３つに分類し、それぞれの病態が持つ特徴と治療方針、クリニカルポイント、多様性を有した「患者」への対応策を、筆者と患者の年齢をふまえて綴っている。

　したがって、まずは読者自身が術者となったつもりで、初診時の口腔内写真とデンタルエックス線写真をしっかり観察し、この患者の病態と治療のポイントがどこにあるのかを考え、次いで、本書の要である「この症例のポイント」と照合しながら、局所ではなく全顎を見るトレーニングをすることをお勧めする。そのようにして、提示した症例に取り組み、自分なりの診査・診断、治療計画の立案、患者への説明、プライオリティと治療手技の選択、治療終了までの治療の流れを自分の頭で考えながら読み進めてほしい。

　若手の先生の臨床を見ると、局所の手技は素晴らしいけれど、難しいことをすれば完成度の高い治療であるとか、新しい器具・機材を使いこなせば最新歯科治療であると考えている節がある。そういったものも大事ではあるが、本書で示した症例を自身の臨床へフィードバックすることで、全顎を見る目、患者を診る目を養ってほしいと考えている。

　最後に、筆者は日々の臨床で出会う患者から多くの経験を得、そして学んできた。ここに、あらためて感謝の意を表したい。

2018年5月

上田秀朗

推薦の言葉

　上田秀朗先生による臨床症例集をまとめた『実践　咬合再構成を極める　歯列不正、歯周疾患、多数歯欠損を読み解く』という素晴らしい書籍が完成した。

　上田先生と知り合って30年近くになるが、当初はまさかこれほど素晴らしい臨床家になるとは思ってもみなかった。彼は、北九州市小倉南区に開業し、北九州歯学研究会に入会してきたのであるが、当時から臨床に対する姿勢は非常に積極的であった。最初からインプラント治療に興味を持ち、それをいかに臨床に取り入れ機能させるかということを常に意識していたようである。

　インプラント治療を成功させるためには、残存天然歯がしっかりしていないと話にならない。すなわち残存天然歯のエンド・ペリオがきちんとできあがったうえでのインプラント治療である。そのため、彼はエンド・ペリオの臨床に人一倍努力をし、情熱を燃やしていた。さらに、天然歯とインプラントの病理組織学的な違いをしっかり把握したうえで、インプラント治療は行わなくてはならない。長期にわたって機能的でかつ審美的な結果を出すためには、総合的な治療計画の中でよりスムーズなオクルージョンを完成させる必要がある。

　そういった観点からエンド・ペリオ・矯正・審美・咬合等々、すべてに配慮された治療を完成させるためには、十分な初期治療を行った後にまずプロビジョナルレストレーションを装着し、それを調整しながらより安定した咬合関係に改善していく作業が必要である。そしてそれと並行してエンド・ペリオ治療を進めていくことが大切なのである。

　本書は初診時の診断から患者さんへの説明、そして治療の要点、対応、手順等々、それらがわかりやすく的確にまとめられている。フルマウスの治療を行ううえで、われわれ臨床家が絶対に知っておかなくてはならない項目を実にわかりやすく整理して述べている。過去の症例からさまざまな反省点を導き出し、さらに改善し、最近の臨床ではすべてにレベルアップしたわかりやすい治療法へと変化してきている。

11年前に小倉北区に新規移転開業を行った彼は、開業当初から自分の大学の後輩を対象とした上田塾という勉強会を主催していたが、それが今では多くの会員を抱えた立派な研究会として発展し、そこから著名な臨床家も輩出してきている。おそらく彼はその勉強会の中で自分の行ってきた臨床症例のプレゼンテーションをしながら、一口腔単位での臨床の要点や治療法、結果から見えてくる反省点などを整理して解説し、塾生に教えてきたのであろう。その試行錯誤の積み重ねが、本書を作るうえで大変重要な要素となっているように思える。

　彼は、自分の思い描いた臨床家としての生き方を見事に完成させながら、今後もさらに大きく成長していくことであろう。本書に掲載されたさまざまな臨床例と試行錯誤を繰り返しながら、それぞれに相応しい治療をしていったその努力と情熱に心から敬意を表したい。患者さんと接するうえで患者さんに信頼を得るためにはどのようなことを説明し、どのような資料提供をすればよいのか、そしてどのような治療の進め方をすればよいのか、そういったことを学ぶためには非常によくまとまって、わかりやすい臨床症例集である。若い臨床家の先生方は是非ご一読いただきたい書籍であろう。

2018年 5 月

北九州市開業　下川公一

Contents

刊行にあたって 3

推薦の言葉 4

本書の見方・使い方 10

序章

咬合再構成の意味とは 13

Chapter 1　咬合再構成の本当の意味を知ろう 14

Chapter 2　欠損歯列への対応を再整理しよう 18

Chapter 3　Dr. 上田の歯科医師としての遍歴 20

第1章

本当に多い歯列不正をどう治す？ 23

Chapter 1-1　はじめに：歯列不正症例における咬合再構成とは ... 24

1-2　理想とする咬合再構成をイメージしよう！ 26

1-2-01　下顎臼歯部欠損症例 26

1-2-02　片側遊離端欠損症例

　　　　―Longevityを実現するための必要十分条件― ... 34

1-3　顎関節に加わる見えない力をいなす！ 44

1-3-01　遊離端欠損症例 44

1-4　態癖と顎関節症 50

| 1-4-01 | 歯列不正をともなう顎関節症 | 50 |

1-5	**パラファンクション**	**58**
1-5-01	犬歯部を含む複合欠損症例	58
1-5-02	長期経過からわかること	64

| 1-6 | **弄舌癖と歯・歯列接触癖** | **70** |
| 1-6-01 | 高い審美性を要求されたら | 70 |

| 1-7 | **補綴装置の最新マテリアルと製作法** | **76** |
| 1-7-01 | 要求に無理がなく、対応しやすい患者 | 76 |

| 1-8 | **過度な咬合力の影響** | **82** |
| 1-8-01 | 顎関節症と歯列不正をともなう両側遊離端欠損症例 | 82 |

| 1-9 | **矯正とソフトティッシュマネジメントで歯頸ラインの整合性を獲得** | **92** |
| 1-9-01 | もともと骨格性のⅢ級の患者への咬合再構成治療 | 92 |

第 **2** 章

いつの時代も難しい、歯周疾患と向き合う　101

Chapter 2-1	**はじめに：歯周疾患症例における咬合再構成とは**	**102**
2-2	**日常臨床で遭遇する歯周疾患の進行パターン**	**104**
2-3	**歯周疾患に罹患した患者の咬合における問題点**	**106**
2-3-01	咬合支持歯が歯周疾患に罹患した症例：Stage 1	106
2-3-02	臼歯部および前歯部が歯周疾患に罹患した症例：Stage 2	112
2-4	**全顎的に中等度の歯周疾患**	**122**

Contents

2-4-01	歯周疾患に罹患し、上顎前歯部が フレアーアウトした症例：Stage 3	122
2-5	**全顎敵に中等度〜重度の歯周疾患（部位特異的）**	**128**
2-5-01	中等度〜重度の歯周疾患に罹患した症例	128
2-6	**過蓋咬合**	**136**
2-6-01	中等度の歯周疾患に罹患した症例	136
2-7	**過蓋咬合、すれ違い咬合**	**146**
2-7-01	中等度の歯周疾患に罹患した症例	146

第3章

多数歯欠損：デンチャーかインプラントか、その勘所……153

Chapter 3-1	**はじめに：多数歯欠損症例における咬合再構成とは**	**154**
3-2	**インプラント埋入を熱望**	**156**
3-2-01	上下顎多数歯欠損症例①	156
3-2-02	上下顎多数歯欠損症例②	164
3-3	**重度歯周病をともなう多数歯欠損**	**174**
3-3-01	舌房の狭窄と睡眠時無呼吸症候群	174
3-4	**重度歯周病にともなう無歯顎**	**180**
3-4-01	残存歯抜歯と判断したケース	180
3-5	**上顎補綴装置の再製作を希望**	**186**
3-5-01	パラファンクションにより歯根破折を生じた上顎無歯顎	186
3-5-02	咬合高径、舌房と発音障害の問題	192

第 4 章

良好な長期予後を求めない患者はいない ……… 205

Chapter 4-1　Longevityを実現するための咬合再構成の考え方 ……… 206

参考文献 ……… 209
索引 ……… 210
おわりに ……… 214

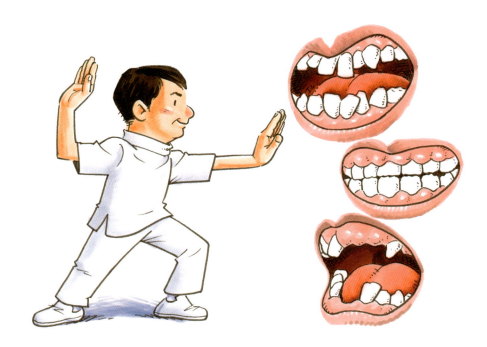

本書の見方・使い方

解説されている症例のテーマが一目でわかるようになっています。

診査・診断の概要と症例の難易度はここでチェックできます。

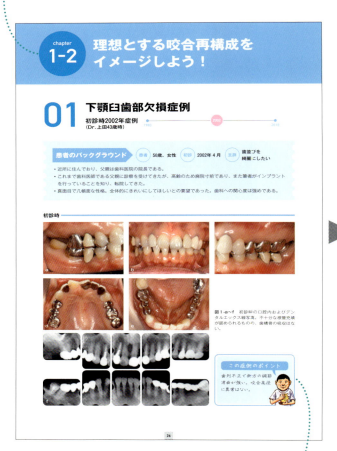

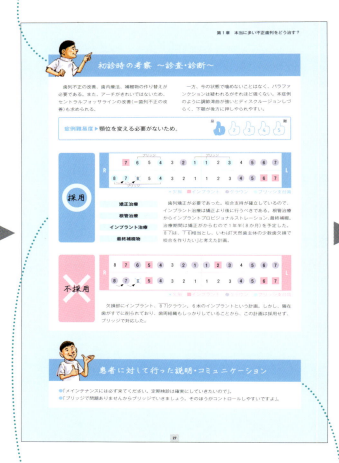

初診時に抑えておくべきポイントが提示されています。

著者が採用／不採用した治療計画をここで詳細に確認できます。

患者に対して行ったコンサルティングなどはここに提示しています。

治療途中のより詳しいポイントは「Clinical Point」でも確認できます。

長期予後が呈示されています。

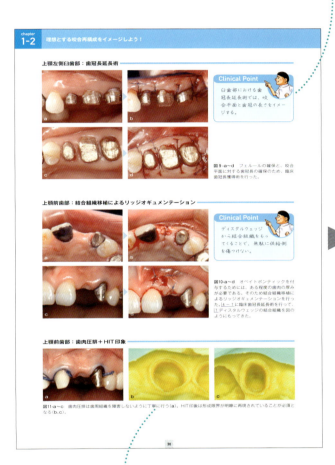

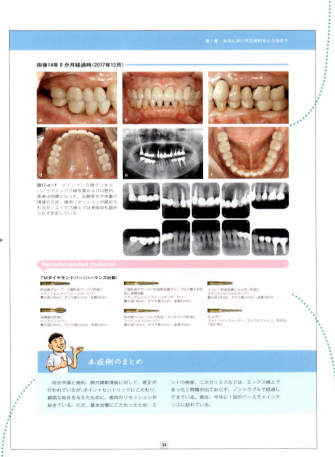

重要な写真は拡大し、より詳しくわかるように工夫しています。

最後に本症のまとめがコンパクトかつ的確に解説されています。

著者がお気に入りとして使っているマテリアルも、随時紹介しています。

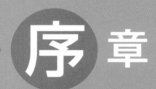

Mastering occlusal Reconstruction

咬合再構成の意味とは

chapter 1 咬合再構成の本当の意味を知ろう

1 はじめに

「食べる」こと、つまり摂食・嚥下において、咀嚼運動は非常に重要な役割を果たしている。咀嚼とは、神経筋機構の働きにより、食べ物を粉砕して食塊を形成する運動であり、この食塊形成ができてはじめて、嚥下反射による円滑な嚥下が行われるわけである。

神経筋機構は、歯根膜や口腔粘膜に存在する感覚受容器からの受圧情報と、筋肉や顎関節に存在する感覚受容器からの位置情報が中枢と連携して運動を制御する仕組みで、咀嚼運動においては食塊を形成し、嚥下するという一連の流れをコントロールしている。咀嚼中、舌は食物が喉のほうへ行かないようにしつつ、頬と連携して食物を歯の咬合面へ乗せて粉砕、すり潰しを行い、唾液と混ぜ合わせて飲み込みやすい食塊を形成するのであるが、たとえば、咀嚼サイクルの中に咬合干渉があると、神経筋機構はそこを避けてなんとか咀嚼を行わせようとするけれど、それを続けているとストレスとなってしまう。また、咬合や顎関節の異常、歯の欠損などにより咀嚼が円滑に行えなくなると、筋肉や感覚の衰え、唾液の分泌減少も引き起こされてしまう。

咬合再構成とは、神経筋機構によるスムーズな咀嚼運動を回復することであり、臨床においてそのような治療が必要な症例は多い。

2 筆者の考える咬合再構成

一般的な咬合再構成は、今ある現症としての病態に対して、どのようなアプローチをするかということに終始しているが、果たしてそれだけでよいのだろうか。たとえば、病態を診査・診断した後、下顎位は中心位で、臼歯のバーティカルストップと前歯のアンテリアカップリングによるアンテリアガイダンスを付与して、咬合を安定させるということを行っているわけで、アカデミックかつシンプルにすればいいように思えるが、すべての患者を一つの枠組みに当てはめて治療することはナンセンスではなかろうか。

実際の臨床においては、多種多様な病態があり、それらに対して個別に対応していかなければならないわけで、それは登山のように、到達点が同じであったとしても、そこに至るアプローチはさまざまであるのに似てい

咬合再構成：Occlusal Reconstructionの教科書的な意味

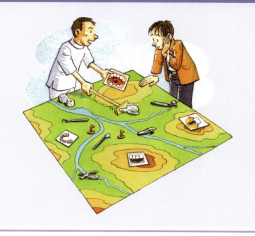

中心咬合位に明らかな異常があり、顎口腔系に疼痛などの異常を訴える患者に対して、中心関係で一致して安定した咬頭嵌合位を補綴装置で付与するために行う臨床操作である。
（文献25・新常用歯科辞典第3版より引用）

表 1 　咬合再構成を行うにあたっての、理想とする下顎位と咬合

	理想とする下顎位と咬合の要素
1	顎関節において、関節窩・関節円板・顆頭の位置関係および形態が正常である
2	安定した咬頭嵌合位
3	バランスのとれた適切な咬合平面である
4	適切なスピーの湾曲（図1）、ウィルソンの湾曲（図2）がある
5	左右対称の馬蹄形で、連続性を持った上下顎歯列である
6	舌房が許容されるために十分な咬合高径である
7	顆路角と連動するような咬頭傾斜角および展開角を持った咬合面形態である
8	左右側方運動において同じような咬合様式をとる
9	自由度のある前方および側方の誘導要素

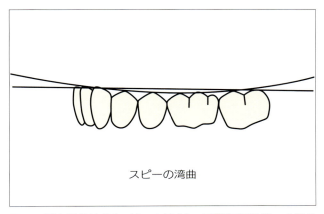

図1　側方調節湾曲（スピーの湾曲）。下顎切歯切端、犬歯尖頭、臼歯部咬頭頂を連ねた曲線で、総義歯のクリステンセン現象を防止して安定を図るために前後的湾曲を付与するが、固定性の補綴装置に過度に付けると咬合干渉になる。

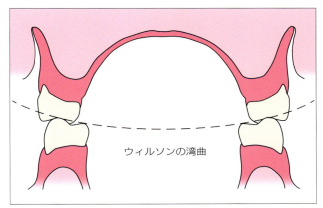

図2　側方咬合湾曲（ウィルソンの湾曲）。前頭面に現れる下顎および上顎の咬合湾曲。下顎の舌側咬頭は、頬側咬頭より低く、凹型のカーブを描く。総義歯の安定のために、スピーの湾曲とともに付与する。

る。したがって、若年者には若年者なりの咬合再構成があり、高齢者には高齢者なりの咬合再構成があってしかるべきであろう。

　そして、ここで重要なのは、今ある病態のみを診るのではなく、その病態に陥った原因を推測し、将来のリスクファクターを考えながら咬合再構成を行うことである。簡単な例で言えば、大きな骨隆起を認める場合、将来、歯根破折を起こしやすいといったリスクを想定しながら咬合再構成をしなければならないわけで、咬頭展開角、咬合様式ひとつとっても患者によって変えないといけないはずである。これが咬合再構成を行うにあたっての要であると考える。

3　理想とする下顎位と咬合

　局所的な補綴修復を行う際には、既存の顎位を変化させずに治療を行う場合が多いが、咬合崩壊をきたして全顎的な咬合再構成が必要な場合には、プロビジョナルレストレーションを作製し、水平的・垂直的な顎位を模索することが必要となる。

　ここで、咬合再構成を行うにあたっての、理想とする下顎位と咬合について表1に列挙する。

　全顎的治療が必要な症例においては、咬合平面の乱れ

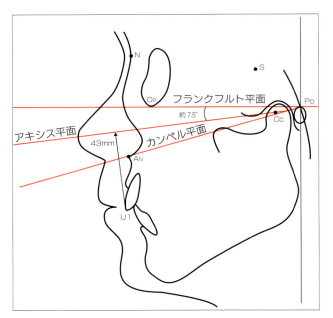

図3　フランクフルト平面、アキシス平面、カンペル平面。フランクフルト平面は、眼窩下縁と左右外耳道を結ぶ平面で、セファロ分析の基準平面として用いられている。カンペル平面は、鼻下点から耳珠点を結んだ平面で、咬合平面とほぼ平行で補綴学的平面として知られている。アキシス平面は、上顎右側中切歯切端から眼窩下縁中点に向かって43mmの点と左右外耳道を結ぶ平面で、デナーマークⅡの基準平面となっている。

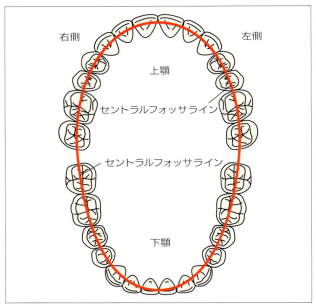

図4　セントラルフォッサライン（中心窩線）。左右臼歯部の近心窩・中心窩・遠心窩を連ねた曲線で、左右シンメトリックかつスムーズな馬蹄形を呈して初めて理想的な歯列の完成となる。

や歯列の乱れが認められることが多い。したがって、理想的な咬合再構成を行う際には、下顎位を模索したうえで咬合平面を是正することが重要である。

　筆者は、仮想咬合平面の基準はカンペル平面であると考えている（図3）。しかし、実際の補綴操作に使用するデナーマークⅡやパナホビーといった咬合器では水平基準面としてアキシス平面を採用しているため、筆者も咬合器の都合上、アキシス平面で補綴処置を行っている。ちなみに、咬合器がアキシス平面を基準として採用する理由は、正面と横から見た時に、咬合平面が咬合器の中央に位置するため、補綴操作がしやすいからである。

　このように、咬合再構成においては、アキシス平面を仮想咬合平面の基準としたうえで、前述のスピーの湾曲（側方調節湾曲）とウィルソンの湾曲（側方咬合湾曲）を付与し、バランスのよい咬合平面を構築していく。

　適正な咬合平面の付与は、咬合の安定を図るうえで不可欠であるが、さらに、歯列単位で考えると、左右対称な馬蹄形をもった連続性のある歯列を完成させることが重要となる。臼歯部の中心窩線（セントラルフォッサライン：図4）は、なだらかな曲線で連続性をもたせ、かつ辺縁隆線は段差がないように注意する。

　そして、前歯部同様に臼歯部においても、適切なオーバーバイト・オーバージェットを付与する。咬頭展開角は、顆路角や切歯路角などの個体差によって決定されるが、これらにおいても左右差のない対称性を目指す。

　臨床的には、プロビジョナルレストレーションを用いて下顎位を模索し、下顎位が決定したら、クロスマウント法により、できる限り忠実に最終補綴物に反映させる。なお、下顎位を決定する際には、顎口腔系（歯・歯列、顎関節、口腔周囲筋、神経筋機構）のどこに問題が生じているかを見なければならない。たとえば歯列不正があると、咀嚼の際の動的な咬合干渉が疑われ、顎関節や咀嚼筋群、歯、歯周組織にも負荷がかかる。また、顎関節に問題がある場合には咬合支持不足、パラファンクションが疑われ、神経筋機構に問題がある場合には、どこで噛んだらよいのかわからないという患者も来院する。

　このように、咬合再構成を行う際には、適正な顎位のもとで、理想的な咬合関係を構築し、歯／インプラント、歯周組織／インプラント周囲組織、顎関節、口腔周囲筋などの顎口腔系にかかわる組織の調和がとれ、それらに負担がかからないようにしなければならない。そして、ストレスブレイカーであるパラファンクションや態癖は顎口腔系に大きなダメージを与えることがあるので、注意深い観察が必要である。

4　審美的な配慮

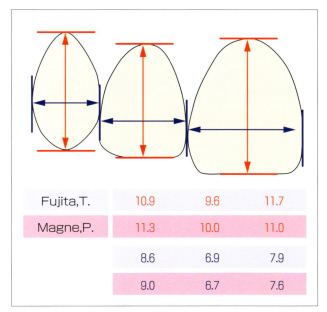

図5　藤田恒太郎、Pascal Magneによる歯の平均的なサイズを示す。(文献8・上田秀朗，木村英生(2011)より引用改変)

図6　審美性を考えるうえでの基準。顔面正中線と中切歯の正中を合わせる。また左右瞳孔線を結んだ線と、切端ライン・咬合平面を平行にする。

　筆者が審美性を考えるうえで基準としているのは、次のポイントである(図5)。
①**上顎前歯の切縁ラインが下口唇のドライウエットラインに位置していること。**
②**中切歯の正中と顔貌の正中が一致していること。**
③**瞳孔線に対して切縁ラインが平行であること。**
　上顎前歯の切縁ラインを下口唇のドライウエットラインに位置させ、スマイルラインを考慮しながら上口唇と下口唇の間の空間に上顎前歯をバランスよく配置することは、審美性を獲得するために重要であるばかりでなく、この切縁の位置が出発点となって、ここから機能的・審美的な咬合平面が設定されるわけである。
　また、審美性を考慮するにあたって、顔貌と調和する歯の形態や平均的サイズを熟知することも重要である。

咬合再構成にとって本当に必要なもの

補綴物の長期安定と
咬合の維持安定が果たせるのか？

↓

病態・現症 → 診査・診断
総合的な治療介入

本来の咬合再構成

顎口腔系が破壊された原因
　→ 診査・診断
包括的なアプローチ

・Tooth／Implant
・Periodontal tissue
　／Peri-implant tissue
・Temporomandibular joint
・Oral surrounding muscle

chapter 2 欠損歯列への対応を再整理しよう

咬合再構成において歯の欠損が存在する場合、症例ごとに病態に応じての対応が必要となる。欠損歯列への対応としては、ブリッジ、有床義歯、インプラントがあり、それぞれの利点・欠点を踏まえ、さまざまな要因を考慮しながら最適な欠損補綴処置を選択する必要があり、一口腔内であっても複数の欠損補綴処置の組み合わせが必要な場合がある。

まずは、患者の希望があり、それに加えて性別、年齢、顔貌、骨格、咬合力の強さ、パラファンクションの有無、さらに欠損形態も遊離端欠損、中間欠損であればブリッジが入っている場合、両サイドが未処置となっている場合、エンド処置歯、生活歯の場合、歯槽骨が健全な場合、吸収している場合など、さまざまな要素を考慮しながら対応しなければならない。また、欠損が存在すると、隣在歯の倒れこみや対合歯の挺出によって歯列不正が助長し、それによって咬合干渉が重篤になり、補綴設計を複雑にしてしまう（**図1**）。

一般的にブリッジは、両側の支台歯がすでに切削され、

欠損歯列へのおもな対応法

欠損歯列の対応として、ブリッジ、有床義歯、インプラントがあるが、それぞれの欠損補綴処置の利点・欠点を把握し、さまざまな条件のもとで、利点を最大限に生かした治療をする必要がある。

インプラントは、両隣在歯を切削することなく、欠損部位を単独で補綴することができ、なおかつ確実な咬合支持を獲得することができる。

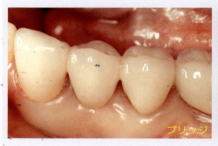
ブリッジ

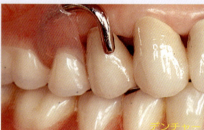
デンチャー

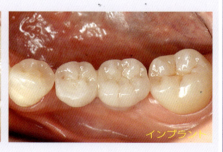
インプラント

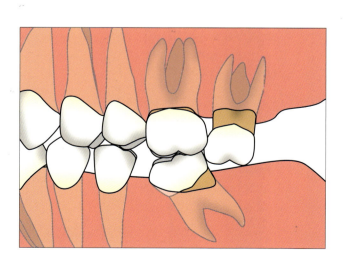

図1 歯の欠損を放置した状態。歯が欠損すると、そのスペースに隣在歯が倒れ込み、対合歯が挺出してくる。このように、咬合平面に乱れが生じると、咬合干渉が重篤となり、咬合の安定を図ることが困難となる。

なおかつ、歯質・歯周組織に問題がない場合に第一選択肢となる。特に前歯部などの審美領域においては、インプラントを応用するよりも優位性のある場合が多い。これは、狭小の顎堤に無理にインプラントを埋入すると頬側傾斜が起こりやすく、結果的に歯冠高径が長くなり、審美的に問題が残ることがあるからである。また治療期間が短いことも利点としてあげられる。

一方、ブリッジの最大の欠点は支台歯の切削が必要なことであり、また、支台歯となる歯の歯質、支持組織、欠損域などを考慮に入れてブリッジのユニット数を決定しないと荷重負担となってしまい、咬合の安定が図れない。

また、平行性の問題によってLOTや抜髄を余儀なくされたり、挺出した対合歯の調整や補綴操作が必要となるケースも多い。

さらに、金属やセラモメタル、ジルコニアなど、多種多様なマテリアルが存在するので、強度や審美性などを考慮してマテリアルの選択をしなければならない。ちなみに現在では、金属アレルギーや審美性の問題により、ジルコニアによる補綴が主流となってきている。

有床義歯は、歯の切削や外科的侵襲を加えることなく欠損補綴を施すことが可能なため、これからの超高齢社会においてはニーズが高いものとなるが、クラスプによる審美障害、鉤歯の負担、違和感、咬合支持の不足などの欠点も多い。また、有床義歯症例の欠損形態や欠損域で変わってくるが、咬合の観点からは、人工歯の磨耗などの問題が生じるため、長期にわたる咬合の安定を図ることは困難である。

さらに、咬合再構成のために下顎位の変更が必要な症例おいて、全部床義歯であれば下顎位を自由に変更することが可能であるが、少数歯欠損で多くの歯が残存する場合、歯の位置異常や歯列不正をともなうことが多く、そういったケースでは矯正治療や補綴的対応によって下顎位を変更する必要がある。しかし、多数歯欠損の症例においては困難なので、筆者はオーバーレイデンチャーを用いることで、残存歯の位置をあまり気にすることなく対応している。

インプラントの利点と欠点

インプラントの利点
- 確実な咬合支持の獲得
- 欠損部位を単独で補綴

インプラントの欠点
- 過重な負担に弱い
- 感染に対して弱い
- 外科的侵襲をともなう

インプラントの使用目的を明確にし、利点を最大限に生かした治療を行う

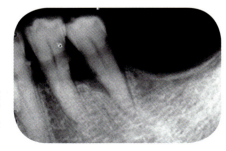
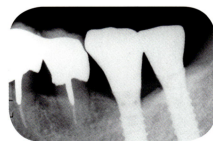

図2-a、b インプラントは確実な咬合支持を獲得し、残存歯の負担軽減に寄与する。とくに遊離端欠損では、その利点を最大限に生かすことができる。

chapter 3 Dr. 上田の歯科医師としての遍歴

1970　　　　　　　1980　　　　　　　　　　　　　　　1990

1981（22歳） 歯科河原英雄医院にインプラントの見学に行く

1983（24歳） 福岡歯科大学卒業／歯周外科治療を始める

1983（24歳） 福岡市博多区山崎歯科医院に勤務　週／回福岡歯科大学口腔外科へ行く

1985（26歳） 初めてのインプラントを実母に埋入

1987（28歳） 北九州小倉南区でうえだ歯科医院開業

1990（31歳） 筒井昌秀先生に師事…歯周病学・補綴学を学ぶ　下川公一先生に師事…歯内療法学を学ぶ

1992（33歳） 矯正治療を医院に導入／上田塾発足

1995（36歳） 北九州歯学研究会入会

1996（37歳） 日本顎咬合学会入会

1997（38歳） ラテラルアプローチでのサイナスリフトを始める

> 40歳までに自身の知識と技術を磨いた

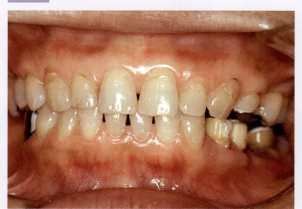

P.106　ケース 2-3-01

初診時45歳、女性…1992年初診症例。

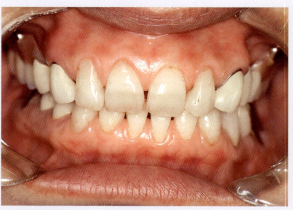

P.64　ケース 1-5-02

初診時49歳、女性…1997年。初めて行ったラテラルアプローチのサイナスリフト症例。

序章　咬合再構成の意味とは

```
         2000                    2010              2020
```

- **2002（41歳）** OJの立ち上げにかかわり、尽力する
- **2007（48歳）** 北九州市小倉北区に移転　コーンビームCT、デジタルX線投入
- **2009（50歳）** OJ会長に就任 以降、Dr. Roy T. Yanaseとの交流など、海外とつながり、情報を得始めるようになる
- **2010（51歳）** 福岡歯科大学臨床教授就任
- **2014（55歳）** USC客員教授就任
- **2017（58歳）** 日本顎咬合学会理事長に就任
- **2017（58歳）** 医院にオーラルスキャナー導入
- **2018（59歳）** 現在に至る

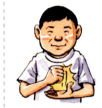

40歳以降は後進の指導にあたり、海外の学会などへもよく赴くようになる

P.136　ケース2-6-01

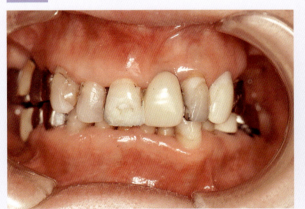

初診時54歳、女性…2011年初診症例。

P.76　ケース1-7-01

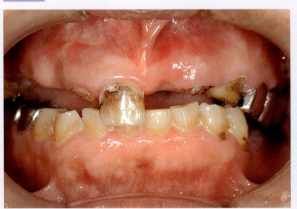

初診時60歳、男性…2014年初診症例。

第**1**章 ——————— Mastering occlusal Reconstruction

本当に多い歯列不正をどう治す？

chapter 1-1 はじめに：歯列不正症例における咬合再構成とは

1 歯列不正症例における咬合再構成

　歯列不正症例における咬合再構成の問題は、歯の位置異常が認められるために、理想的な咬合平面、スピーの湾曲（側方調節湾曲）、ウイルソンの湾曲（側方咬合湾曲）が存在せず、咬合の安定が図りづらいことである。また、歯のはまり込みを認めることが多く、いわゆる窮屈な咬合となり、その結果、パラファンクションを起こしやすい。

　パラファンクションとは顎口腔系に悪い影響を及ぼす非機能的な運動のことで、咀嚼、嚥下、発語以外に歯を接触させたり、口腔悪習癖（弄舌癖、偏側咀嚼など）を起こすことを指し、一般的に夜間就寝時に歯を接触させるものは、ブラキシズムといわれている。ブラキシズムの種類にはグラインディング（歯ぎしり）、クレンチング（食いしばり）、タッピング（カチカチと音を立てる）があり、その中でもクレンチングがもっとも顎口腔系に対して過剰な負担をかけるため、多くの問題が生じやすい。また、歯・歯列接触癖は、文字通り歯を接触させる癖のことで、健常者の上下の歯の接触は、機能的な運動（咀嚼、嚥下、発語）で1日に17〜20分と言われている。それに対して、たとえば60分ほど歯を接触させた場合、健常者の3倍の負荷が顎口腔系にかかることとなる。

　もちろん、パラファンクションは咬合異常以外の原因でも起きてくるわけで、術者が対処することのできない患者のさまざまな外部環境（ストレス）に対するストレスブレイカーとして、中枢系と抹消系のバランスを取るための行為でもある。ただ、この外部環境（ストレス）は、患者が人生の中でそれを感じていないときはよいが、時を選ばず生じてくるため、非常に厄介である。

　歯列不正症例でパラファンクションが存在すると、顎口腔系の歯や歯周組織、顎関節、口腔周囲筋に対して負荷が持続的にかかってしまい、さまざまな問題が生じてしまう。口腔内に現れる所見として、歯では、著しい咬耗や摩耗、歯頸部の楔状欠損などで、重篤になると歯冠破折・歯根破折をきたし、抜歯に至ってしまう。さらに、病的な歯の移動や圧下による咬合高径の低下を認めることも多い。また、歯周組織に現れる変化や破壊としては、歯槽骨の膨隆、口蓋や下顎骨に出現する骨隆起、歯肉の退縮などが挙げられる。

　一方、顎関節症では、関節頭の平坦化（flattening）や吸収性変化（erosion）といった顎関節の形態変化、また、関節円板の位置異常やパーフォレーションなどの病態を認め、急性期では、機能時における疼痛、口が開かないなどの機能障害、開閉口時に音がするなどの臨床症状を呈する。しかし、ほとんどのケースで陳旧化しており、症状が寛解している場合もあり、したがって隠れた顎関節症の患者が多く存在する。このように、歯と顎関節では弱い箇所に異常が現れるが、咀嚼筋群に関しては、パラファンクションを有するほぼすべての患者にスパズム（筋攣縮）を認め、その結果、頭頸部の筋肉のコリや痛み、偏頭痛などが起こってしまう。

　なお、患者の個体差を考慮することは重要で、たとえば、顔貌にはブラキオフェイシャルタイプとドリコフェイシャルタイプがあるが、ブラキオフェイシャルタイプのように咬筋・側頭筋の強い個体においては、よりいっそう顎口腔系の問題が生じやすいので、十分な注意が必要である。

2 歯列不正症例への対処法

　歯列不正症例への対処法としては、まずは全顎的に歯列矯正を行ってアライメントを完了する必要がある。しかしながら、すべての患者が矯正を受け入れてくれるとは限らないので、その場合には、プランBとして補綴的な対応により解決を図る。しかし、補綴的な対応だけでは、咬合力が歯軸と垂直方向に働かず、側方に力がかかるために、歯と歯周組織に対する負担が大きくなってしまう。特に失活歯では歯の破折を惹起しやすくなる。

　また、顎関節症の存在は、顎位の決定を難しくする。そもそも中心位とは下顎頭が関節結節に対して前上方位をとり、純粋な蝶番運動を営むことができる位置とされているが（GPT-9、2016、図1）、顎関節症の患者には中心位が存在しないと考えるべきで、顎関節に負担がなく、左右の咀嚼筋のバランスのとれた位置で、歯・歯列をアライメントして咬頭嵌合位を構築していかなければならない。それと同時にスプリントやプロビジョナルレストレーションによって、スムーズな開閉口運動が行われ、臨床症状がなくなるまで、顎の体操や健側咀嚼などのリハビリを行う必要がある。これらの処置が奏功すれば、ほとんどの症例で患側の顎位は前方にシフトしていき、臼歯部は奥高となってくる。

　ちなみに、歯列不正のある顎関節症の患者に矯正を行う場合、矯正治療中はすべての歯が歯根膜炎となり、ク

レンチングなどの顎関節に負荷がかかる悪習癖が行えないために一時的に症状が寛解するが、ここで下顎位の決定に不備があると、矯正治療終了後に臨床症状が再び出現することがあるので、十分すぎるほど慎重に行う必要がある。

　さらに、欠損が存在する場合、Eichner B1症例のように、ある程度の咬合支持が確立されているケースでは、歯列矯正を先行させ、Eichner B2以降の咬合支持が確立されていないケースでは、矯正後の歯の位置関係を予測して、先にインプラントの埋入を行い、早期に咬合支持の確立を図るべきである。いずれにしても、咬合治療が必要な症例では、臼歯部の咬合の確立が鍵となる。

　なお、パラファンクションに関しては有効な対処法はなく、日中は認知行動療法によって安静位空隙を意識させ、就寝時にはプロテクションガードを装着させる。このプロテクションガードは厚みが安静位空隙を超えると、咀嚼筋群の筋紡錘が働いてクレンチングを誘発してしまうため、筆者は1mmのプレートを吸引装置にかけ、0.8mmの厚みで作製している。

　いずれにしても、歯列不正症例における咬合再構成を機能的・審美的に達成するためには、矯正治療による歯のアライメントが必須であることを強調しておきたい。

▼ *A maxillomandibular relationship, independent of tooth contact, in which the condyles articulate in the anterior-superior position against the posterior slopes of the articular eminences. In this position, the mandible is restricted to a purely rotational movement. From this unstrained, physiologic, maxillomandibular relationship, the patient can make vertical, lateral or protrusive movements. It is clinically useful, repeatable reference position for mounting casts.*

- - - - - - - -

▼『中心位とは、歯の咬合接触とは無関係に決まる上下顎の位置で、その位置において下顎頭は関節結節に対して前上方位をとり、純粋な蝶番運動を営む。中心位は強制位ではなく、生理的な下顎位で、患者はそこから開口、前方、側方運動を自由に行うことができる。中心位は下顎模型を咬合器装着する際に使用される、臨床的に有用かつ再現性の高い基準位である』

図1　2016年10月、サンディエゴで主催された米国補綴学会で、米国歯科補綴学用語集第9版から中心位の項の7つの定義の併記を中止し、「単一の定義」とすることが発表された。新定義と筆者による邦訳を上図に示す（文献17・杉田龍士郎（2016）より引用）。

chapter 1-2 理想とする咬合再構成をイメージしよう！

01 下顎臼歯部欠損症例

初診時2002年症例
（Dr.上田43歳時）

1983 — 2002 — 2018

患者のバックグラウンド

| 患者 | 50歳、女性 | 初診 | 2002年4月 | 主訴 | 歯並びを綺麗にしたい |

- 近所に住んでおり、父親は歯科医院の院長である。
- これまで歯科医師である父親に診察を受けてきたが、高齢のため廃院寸前であり、また筆者がインプラントを行っていることを知り、転院してきた。
- 真面目で几帳面な性格。全体的にきれいにしてほしいとの要望であった。歯科への関心度は強めである。

初診時

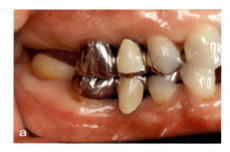
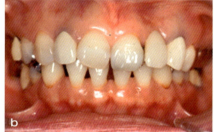
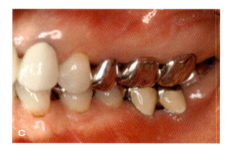
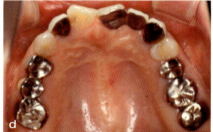
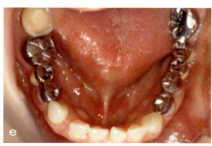

図1-a〜f 初診時の口腔内およびデンタルエックス線写真。不十分な根管充填が認められるものの、歯槽骨の吸収はない。

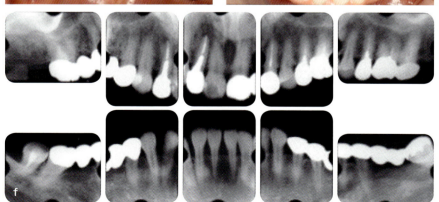

この症例のポイント

歯列不正で側方の調節湾曲が強い。咬合高径に異常はない。

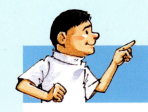

初診時の考察 〜診査・診断〜

歯列不正の改善、歯内療法、補綴物の作り替えが必要である。また、アーチがきれいではないため、セントラルフォッサラインの改善（＝歯列不正の改善）も求められる。

一方、今の状態で噛めないことはなく、パラファンクションは疑われるがそれほど強くない。本症例のように調節湾曲が強いとディスクルージョンしづらく、下顎が後方に押しやられやすい。

症例難易度 ▶ 顎位を変える必要がないため。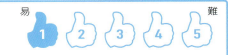

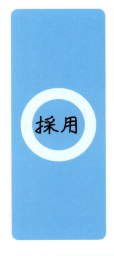

歯列矯正が必要であった。咬合支持が確立しているので、インプラント治療は矯正より後に行うべきである。根管治療からインプラントプロビジョナルストレーション、最終補綴。治療期間は矯正がからむので1年半（8か月）を予定した。8 7|は、7 6|相当とし、いわば「天然歯主体の少数歯欠損で咬合を作りたい」と考えた計画。

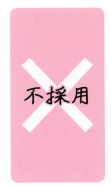

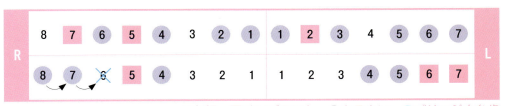

欠損部にインプラント、8 7|クラウン。6本のインプラントという計画。しかし、隣在歯がすでに削られており、歯周組織もしっかりしていることから、この計画は採用せず、ブリッジで対応した。

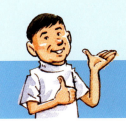

患者に対して行った説明・コミュニケーション

- 「メインテナンスには必ず来てください。定期検診は確実にしていきたいので」。
- 「ブリッジで問題ありませんからブリッジでいきましょう。そのほうがコントロールしやすいですよ」。

矯正治療

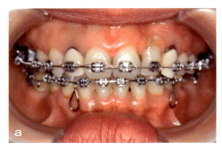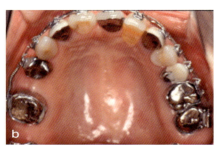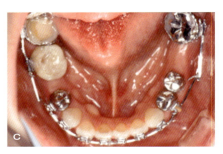

図2-a～c 矯正治療により、歯列の乱れや空隙をある程度改善する。レベリングの範囲の矯正であるが、アーチの連続性を持たせるため、補綴装置（ブリッジ、インプラント）をイメージして、歯を動かしていく。

下顎左側臼歯部：Simplant-3Dシミュレーション＋ワックスアップ

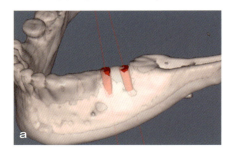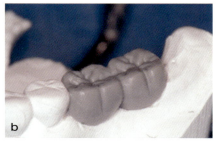

図3-a、b 筆者は2002年よりCTシミュレーションを行っている。これにより、下歯槽管までの距離、骨幅、骨形態などを把握する。

下顎左側臼歯部：インプラント一次手術

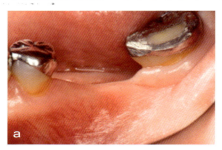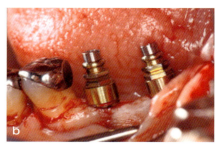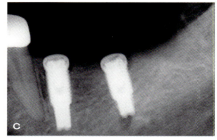

図4-a～c インプラントの一次手術は十分な診査のもと慎重に行う。本症例では、サージカルガイドを用いてインプラントを所定の位置に埋入した。

Dr.上田の目

インプラント二次手術時の留意点

インプラントは、天然歯のような防御機構を持った付着（結合組織性）が存在しないため、インプラント貫通部は角化した不動の歯槽粘膜で覆う必要がある。

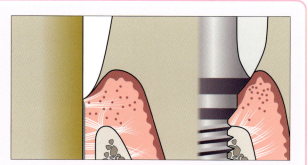

下顎左側臼歯部：インプラント二次手術、遊離歯肉移植

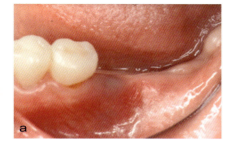 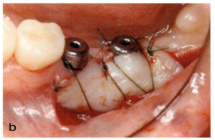

図5-a、b　二次手術術前。可動粘膜が歯槽頂付近まで達しており、この状態ではプラークコントロールが困難である。そのため、遊離歯肉移植術を行った。

下顎左側臼歯部：内冠作製のためのピックアップ印象

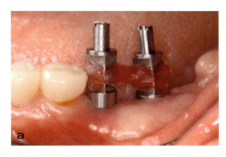 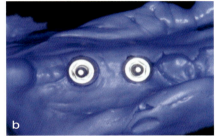

図6-a、b　インプラントの上部構造の作製には、インプラントの位置関係が最重要である。

下顎左側臼歯部：歯肉圧排＋HIT印象

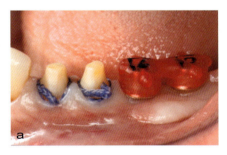 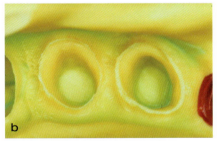

図7-a、b　筒井昌秀先生考案のHIT印象を用い、鮮明なマージンラインの印象を心掛けた。

下顎左側臼歯部：プロビジョナルレストレーション〜最終補綴物装着

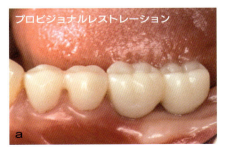 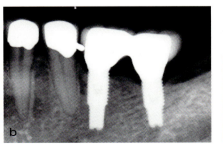 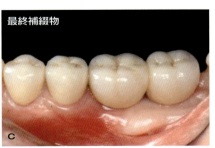

図8-a〜c　欠損補綴にインプラントを使用する場合、理想的な位置に埋入することが重要である。それが、その後の上部構造の形態を大きく左右する。適切な位置にインプラントがあれば、上部構造は天然歯を模倣した形に当然作製できる。

chapter 1-2 理想とする咬合再構成をイメージしよう！

上顎左側臼歯部：歯冠長延長術

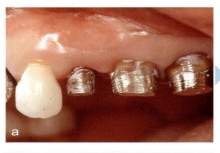
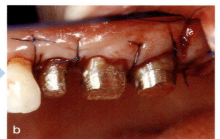

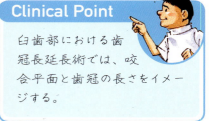

Clinical Point
臼歯部における歯冠長延長術では、咬合平面と歯冠の長さをイメージする。

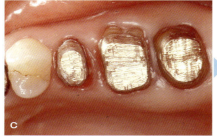
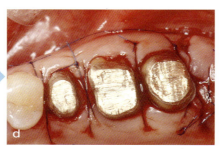

図9-a〜d　フェルールの確保と、咬合平面に対する歯冠長の確保のため、臨床歯冠長獲得術を行った。

上顎前歯部：結合組織移植によるリッジオギュメンテーション

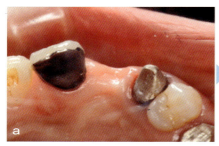
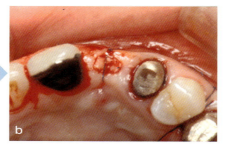

Clinical Point
ディスタルウェッジから結合組織をもってくることで、無駄に供給側を傷つけない。

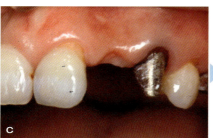
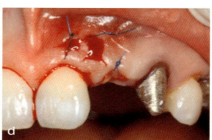

図10-a〜d　オベイトポンティックを付与するためには、ある程度の歯肉の厚みが必要である。そのため結合組織移植によるリッジオギュメンテーションを行った。|4－7に臨床歯冠長延長術を行って、|7ディスタルウェッジの結合組織を図のようにもってきた。

上顎前歯部：歯肉圧排＋HIT印象

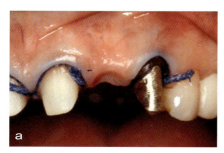
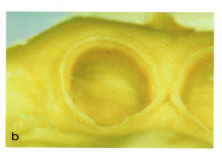
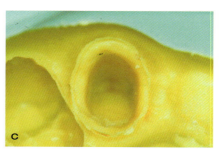

図11-a〜c　歯肉圧排は歯周組織を障害しないように丁寧に行う（a）。HIT印象は形成限界が明瞭に再現されていることが必須となる（b、c）。

第1章 本当に多い不正歯列をどう治す？

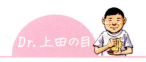
Dr.上田の目

プロビジョナルレストレーションによる審美性の模索

下口唇のドライウエットラインと、インサイザルエッジポジションの位置	歯頸ラインの根突側ピークの位置	前歯部の歯軸の関係

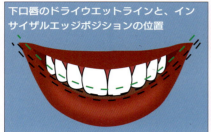 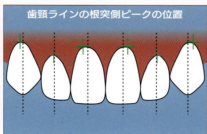 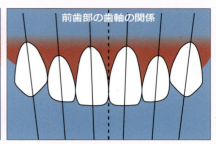

上口唇と下口唇がおりなす空間の中に上顎前歯部をバランスよく並べていく。　そのことで、審美性を獲得する。

上顎前歯部：プロビジョナルレストレーションおよび最終補綴装置の装着

Clinical Point
徐々に支台歯形成のマージンラインを深くし、歯肉の反応を見ながら調整する。

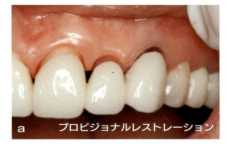
a　プロビジョナルレストレーション

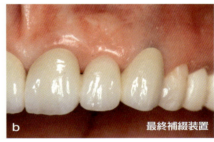
b　最終補綴装置

図12-a〜d　プロビジョナルレストレーションを用い、サブジンジバルカントゥアとオベイトポンティックを調整する。マージンを合わせることで、内縁上皮の炎症を極力抑える。

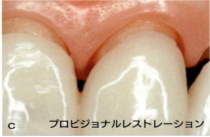
c　プロビジョナルレストレーション

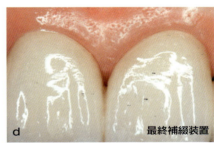
d　最終補綴装置

上顎右側臼歯部：インプラント一次手術

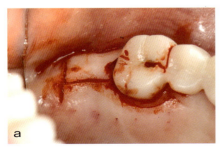 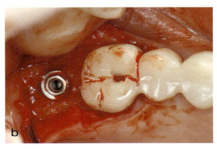 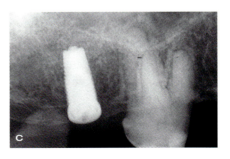
a　　　　　　　　　　　　　　b　　　　　　　　　　　　　　c

図13-a〜c　最後臼歯は特にインプラントの埋入位置に気を付ける。

chapter 1-2　理想とする咬合再構成をイメージしよう！

上顎右側臼歯部：内冠～プロビジョナルレストレーション～最終補綴装置装着

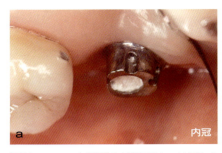
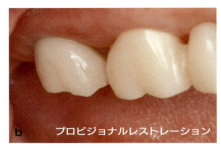
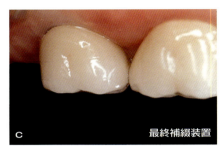

図14-a～c　内外冠の補綴では、リテンションが重要で、脱離しやすい場合は維持孔を付与する。

治療終了：最終補綴装置装着時

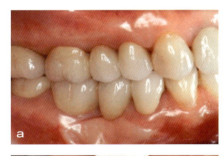
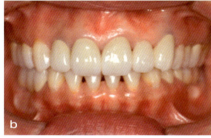
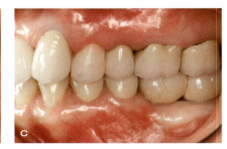
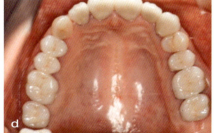
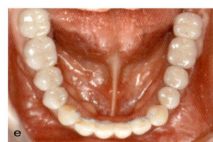

図15-a～e　最終補綴装置装着時。適切なスピーの湾曲を与え（b、c）、咬合平面を是正し、セントラルフォッサラインをそろえた（c、d）。

Clinical Point

この治療を行った当時の考え方として、ポイントセントリックを求め、上顎の頬側咬頭頂を下顎の外斜面に接触させ、安定を図っているが、窮屈な咬合となっている。今ならもう少し遊びを作り、自由度をもたせるだろう。

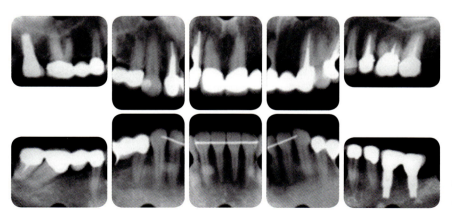

図16　術後のデンタルエックス線写真。7が近心傾斜しているが、ブリッジの支台としては十分である。

第1章 本当に多い不正歯列をどう治す？

術後14年8か月経過時（2017年12月）

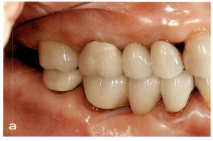
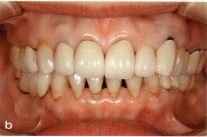
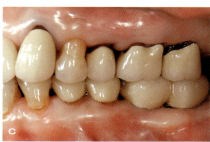
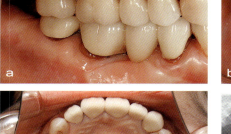
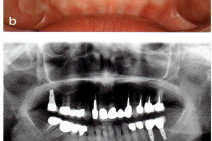
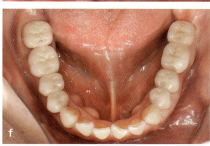

図17-a〜f　メインナンス時デンタル・パノラマエックス線写真および口腔内。患者は66歳となった。加齢変化や体重の増減のため、歯肉リセッションが認められるが、エックス線上では骨吸収も認められず安定している。

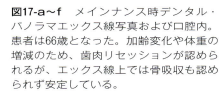
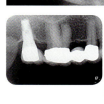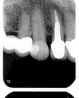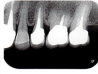
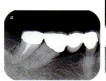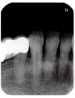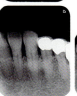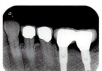

Recommended material

TMダイヤモンドバー（ハーマンズ社製）

T02
咬合面グループ・3面形成マージン形成に
ミディアムシャンファーショートバー
最大径1.6mm　ダイヤ長6mm　全長20mm

T05
3面形成やマージン形成咬合面グループなど様々な形成に使用可能
ミディアムシャンファースタンダードバー
最大径1.6mm　ダイヤ長8mm　全長22mm

T08
インレー形成舌側ショルダー形成に
ラウンテッドショルダーバー
最大径1.6mm　ダイヤ長4mm　全長19mm

T03
舌側面の形成に
クリアランスバー
最大径2.3mm　ダイヤ長4.2mm　全長19mm

T06
咬合面ベベル・フレア形成・コンタクトの形成に
ライトシャンファーバー
最大径1.4mm　ダイヤ長8mm　全長22mm

T06f
仕上げに
ライトシャンファーバー　マイクロファイン　形状はT06と同じ

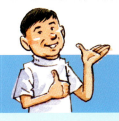

本症例のまとめ

　咬合平面と歯列、側方調節湾曲に対して、是正が行われているが、ポイントセントリックにこだわり、窮屈な咬合を与えたために、歯肉のリセッションが起きている。ただ、基本治療にこだわったため、エンドの病変、二次カリエスなどは、エックス線上でまったく問題が出ておらず、ノントラブルで経過してきている。現在、半年に1回のペースでメインナンスに訪れている。

chapter 1-2 理想とする咬合再構成をイメージしよう！

02 片側遊離端欠損症例 —Longevityを実現するための必要十分条件—

初診時2004年症例（Dr. 上田45歳時）

1983   2004 2018

患者のバックグラウンド

患者 50歳、女性　**初診** 2004年9月　**主訴** 奥歯で噛めない

- 患者は筆者の娘の友達の母親であった。
- 温厚で物事に対してきちんとした人柄。
- 歯が割れてどんどん抜かれて奥の歯が噛めない。
- この際全顎的に治療してほしい、との要望があった。

初診時

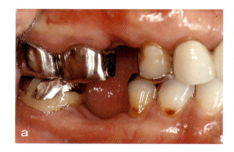
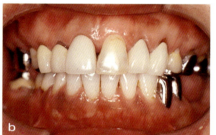
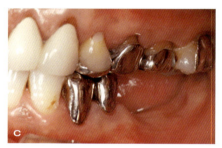
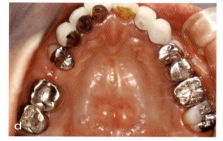
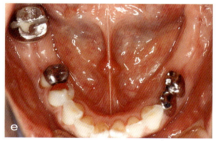

図1-a〜f　初診時の口腔内およびデンタルエックス線写真。4|は根尖病変が認められる。全顎的に歯内療法は不十分であり、歯槽骨の吸収は軽度である。

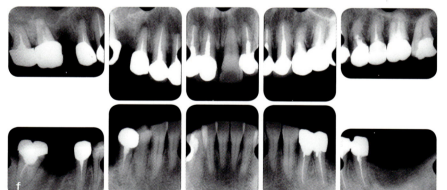

この症例のポイント

上顎がV字型歯列弓、下顎が前歯部叢生。

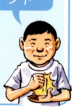

第1章 本当に多い不正歯列をどう治す？

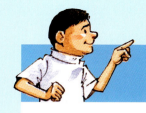

初診時の考察 〜診査・診断〜

全顎的に歯肉のリセッションが見られ、パラファンクションの疑いがある。また、全体的に歯内療法が多く施されているため、残存歯に負担がかかることで、歯根破折が懸念される。

症例難易度 ▶ 顎位を大きく変える必要はないが、パラファンクションが疑われる。

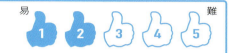

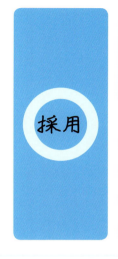

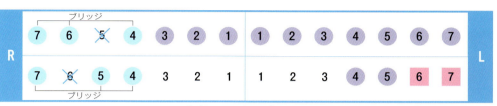

採用
- 歯内療法のやり直し
- コアのやり直し
- 補綴装置のやり直し
- これらすべてを行う

歯内療法、コア、補綴装置の作り替え、すべて行う必要があった。
コアが大きいので、破折させないように注意し、コアを撤去することが肝要である。

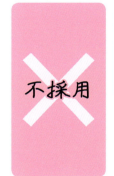

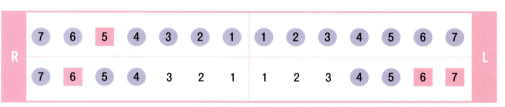

不採用

5、6 にインプラントを埋入する計画。ブリッジで対応できる範囲はインプラントではなくブリッジで補綴処置を行い、残りは単独冠とすることにしたため、不採用となった。

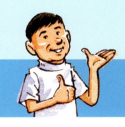

患者に対して行った説明・コミュニケーション

- 「歯がないところにインプラントをしてほしい」という話は患者から出たが、前述のように「ブリッジでいける範囲はそれでいって、支持組織が十分あるので、残りは単独冠したほうが良いですよ」との助言を行った。
- 「6 7 にはインプラントが最良の治療法です」。

chapter 1-2 理想とする咬合再構成をイメージしよう！

下顎左側臼歯部：インプラント一次手術

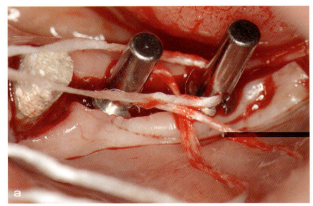
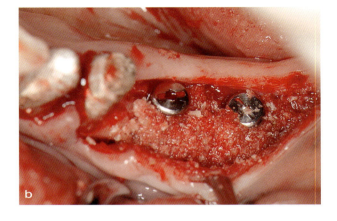
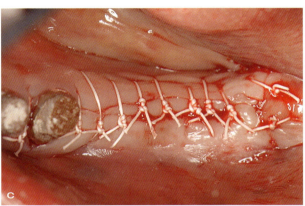

図2-a〜c　水平的に骨幅が不足していたため、骨増生を行った。歯肉弁が裂開しないように減張切開を加え、丁寧に縫合を行った。GBRにおいては、歯肉弁の一時閉鎖が鍵となる。

歯列矯正

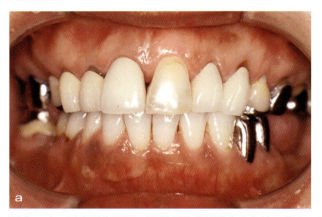
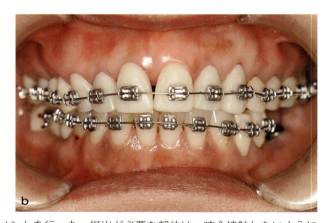

図3-a、b　V字型歯列弓。下顎が前歯部叢生のため、歯のアライメントを行った。挺出が必要な部位は、咬合接触しないように削除する。

Clinical Point

補綴前矯正となるため、レベリング程度となり、難易度は低い。クラウンはブラケットの維持のためプロビジョナルレストレーションに変えた。

上顎口蓋側：遊離歯肉移植

Clinical Point
受容側は角化した非可動性の粘膜を獲得したいところである。したがって口腔前庭を拡張し可動の結合組織をしっかりトリミングする。

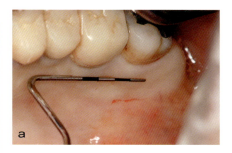 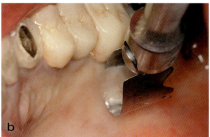
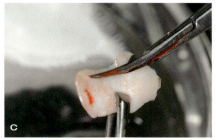 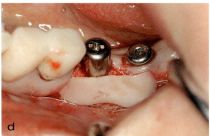

図4-a～d　同側の臼歯部口蓋よりブレードハンドル バケットにより、遊離歯肉を採取する。遊離歯肉は外周が薄くなっており、ハサミにてトリミングを行う。

下顎左側臼歯部：縫合

Clinical Point
頬粘膜の牽引を行い、遊離歯肉の固定を確認する。

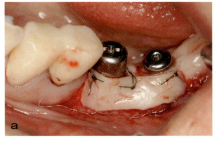 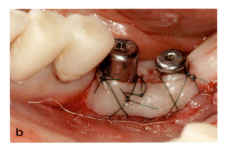
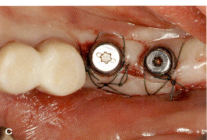 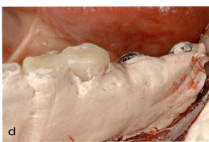

図5-a～d　単純縫合とクロス縫合にて歯肉片が動かないように固定を行う。

上顎口蓋側：供給側の処置

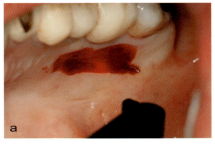 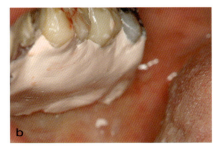

図6-a、b　十分に止血を行い、創部はサージカルパックにより保護する。

chapter 1-2 理想とする咬合再構成をイメージしよう！

供給側・受容側：術後10日の状態

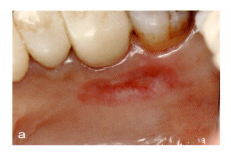
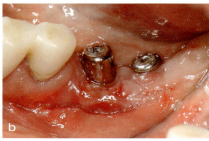

図7-a、b 術後10日でパックを外す。その後CO_2レーザーを照射し、上皮の角化を促進する。

プロビジョナルレストレーション

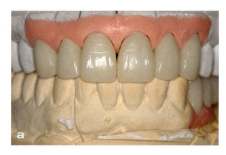
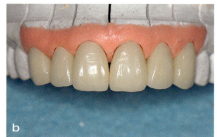

> **Clinical Point**
> 最終プロビジョナルレストレーションは、軽く圧排を行い、寒天アルジネートの連合印象にて、最終補綴装置作製の手順に準じて行う。

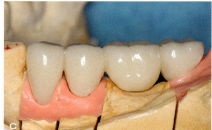
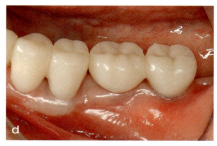

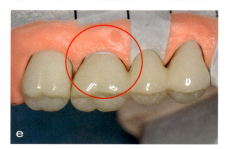
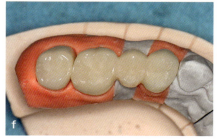

図8-a～f 最終プロビジョナルレストレーション。

> **Clinical Point**
> この時点で6|のマージンが合っていないことがわかる。本症例は後でやり直すことになったが、こうした部分のチェックは必須である。

上顎右側臼歯部：歯肉圧排・印象採得

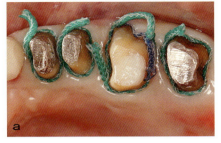
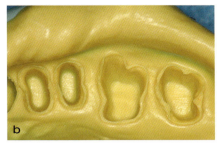
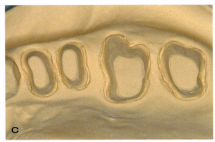

図9-a〜c 印象操作はブロックごとに行い、精度を求める。歯肉の質、歯肉溝の深さを考慮し、圧排コードの深さを決める。場合によっては、1歯であっても複数のコードを使用する。

上顎左側臼歯部：歯肉圧排・HIT印象

Clinical Point
歯肉の出血を避けるため圧排は丁寧に行わないと細部の印象が不明瞭となる。

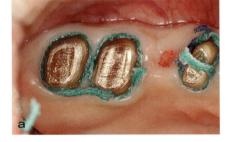
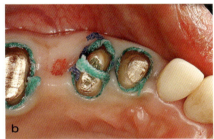
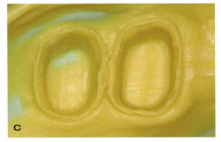
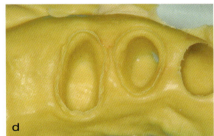

図10-a〜d 図9と同様に印象操作を行う。

上顎臼歯部：ピックアップ印象

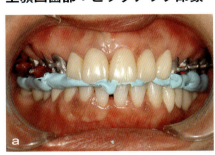
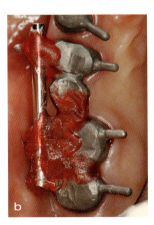
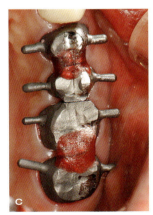

図11-a〜c メタルフレームの適合を確認し、ピックアップ印象を行う。現在当院では、ジルコニアを使用しているため、この操作は行っていない。

chapter 1-2 理想とする咬合再構成をイメージしよう！

上顎前歯部：歯肉圧排

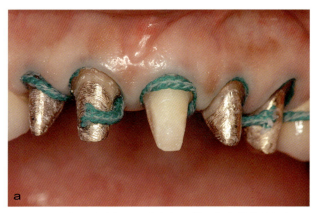
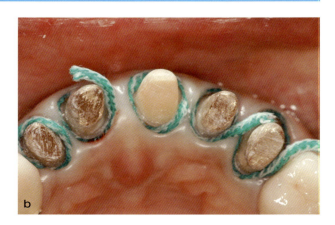

図12-a、b 上顎前歯部も臼歯部と同様に印象操作を行う。

上顎前歯部：プロビジョナルレストレーション〜最終補綴装置

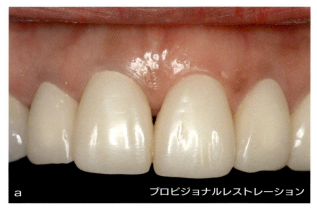
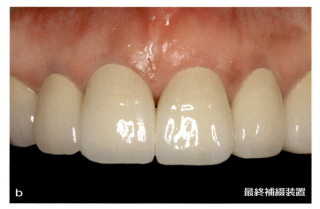

a　プロビジョナルレストレーション　　b　最終補綴装置

図13-a、b 患者は歯冠の形態の満足度が得られたため、プロビジョナルレストレーションを模倣し、最終補綴装置を製作する。

> **Clinical Point**
> プロビジョナルレストレーションと最終補綴装置を同じ歯科技工士に製作してもらうことで、近似した形の補綴製作が可能となる。

第1章 本当に多い不正歯列をどう治す？

右側臼歯部最終補綴装置装着〜再印象採得

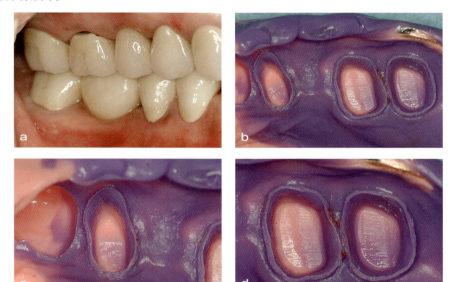

図14-a〜d　いくら精度を追求しても、この症例の 6| のように、マージンのエラーが出ることがある。

Clinical Point

歯肉の質、歯肉溝の深さを考慮し、圧排コードの深さを決定する。

上顎右側臼歯部作業模型

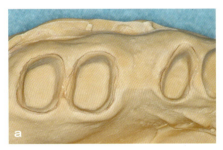
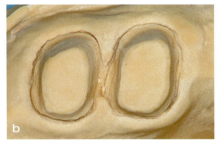
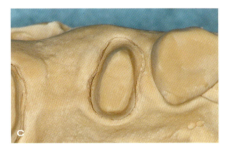

図15-a〜c　 6| のマージンを合わせるため、再度形成して、連合印象にて採得行う。

Dr.上田の目

まったくエラーを起こさない歯科医師は存在しない

本症例の 6| のように、どんな歯科医師が治療を行ってもエラーが出ることがある。言い換えれば、エラーをまったく起こさない歯医者は存在しない。そこで目をつぶってごまかすことをせず、患者とコミュニケーションを図って、必要に応じてエラーを起こしたことをきちんと患者に謝り、やり直しをさせてもらうべきである。

chapter 1-2 理想とする咬合再構成をイメージしよう！

最終補綴装置装着

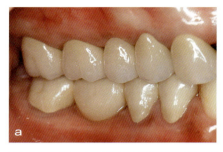
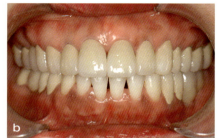
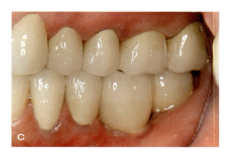
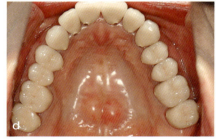
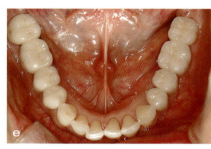

図16-a〜e　最終補綴装置装着時の口腔内。咬合面を是正し、左右シンメトリックな連続性を持ったアーチを獲得することが重要である。

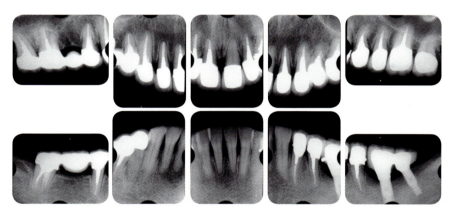

図17　治療後のデンタルエックス線写真。エンド、コア、適合、すべてにわたりエラーがないように注意した。

Clinical Point

治療期間より、術後管理が長期間となるため、ロンジェビティのためにこれから十分なメインテナンスをすることが重要である。

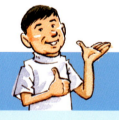

本症例のまとめ

　本症例をから特に学ぶべきことは、「長期予知性を獲得するには、歯内療法、歯周治療、補綴操作などの基本治療の完成度が重要」ということである。そして、歯科医師は全身全霊をもって治療に臨むことが非常に大事である。

　歯科臨床は、それほど甘くなく、思いもよらぬ結果、経過をたどることがある。そのような事態に遭遇しても、患者に真摯に対応し、ベストを尽くすことが重要である。

第1章　本当に多い不正歯列をどう治す？

術後11年4か月経過時（2018年3月）

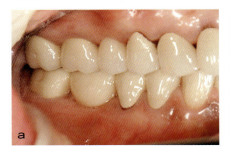
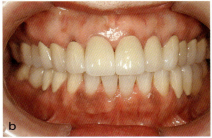
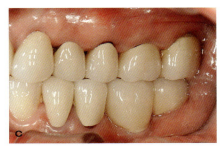
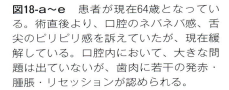
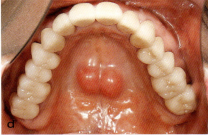
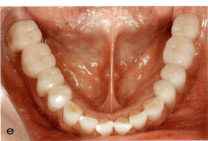

図18-a〜e　患者が現在64歳となっている。術直後より、口腔のネバネバ感、舌尖のピリピリ感を訴えていたが、現在緩解している。口腔内において、大きな問題は出ていないが、歯肉に若干の発赤・腫脹・リセッションが認められる。

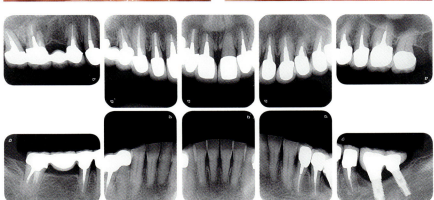

図19　デンタルエックス線写真10枚法において、歯周組織・インプラント周囲組織ともに非常に安定している。

> **Recommended material**

ウルトラパック（Ultradent Products, Inc. 社製、ULTRADENT Japan社販売）

　正確な歯肉のコントロールには弾力性に富んだ圧排糸が必要不可欠である。細い糸を縒ったり束ねたりして形成される圧排糸では歯肉溝への挿入が困難となり、圧排が十分に行えない場合がある。ウルトラパックはコットンを100％使用し、無数の編みこまれた小さな輪から形成されており、歯肉縁下でのマージンラインの印象採得時の圧排を容易にする。

・圧排力に富み、縒ったり束ねたりしたコードと比較し、歯肉溝に留まりやすいデザイン。
・蓋内部にカッターがついたことにより、ハサミを使わず簡単にカットできる。
・ボトル側面には3cm、4cm、5cmの目盛付。
・長さ：244cm。
・太さ：#000（0.89mm）、#00（1.04mm）、#0（1.14mm）、#1（1.25mm）、#2（1.42mm）、#3（1.60mm）。

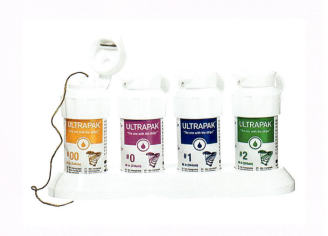

chapter 1-3　顎関節にかかる見えない力をいなす！

01 遊離端欠損症例
初診時2000年症例
（Dr. 上田42歳時）

 1983　 2000　 2018

患者のバックグラウンド　患者: 65歳、女性　初診: 2000年12月　主訴: 入れ歯が痛くて噛めない

- 性格的に気難しい患者。
- 歯医者嫌いだが、痛くて我慢できずにどうしようもなく来院した。
- 入れ歯が痛くて外しており、そのまま噛んでいる。

初診時

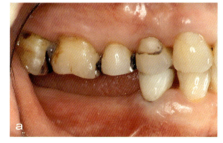
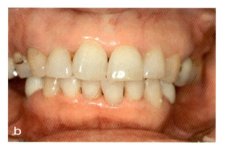
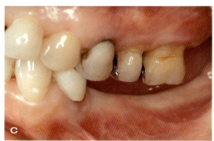
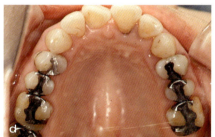
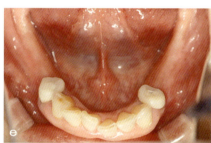

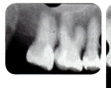
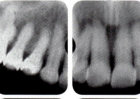
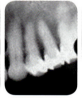
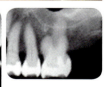
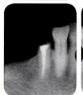

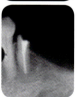

f

図1-a〜f　初診時の口腔内およびデンタルエックス線写真。全顎的に歯列不正、上顎臼歯部において楔状欠損が認められる。エックス線上では骨吸収が存在しない。

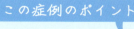

この症例のポイント
両側遊離端欠損症例。デンチャースペースがない。

第1章　本当に多い不正歯列をどう治す？

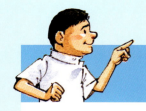

初診時の考察 〜診査・診断〜

　7 6 5|5 6 の挺出が見られる。また、歯列不正、咬合の乱れ、下顎小臼歯の負担過重がある。左右顎関節がコンプレスされた状態である。歯石の沈着は認められるが、歯周病はなく支持組織の吸収はあまり見られない。下顎臼歯部欠損の原因は、パラファンクションによる歯根破折と推察される。

症例難易度 ▶ 水平的・垂直的に顎位を変化させなければいけない。

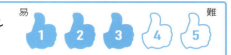

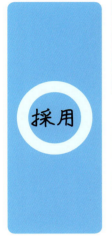

採用

| R | 7 | 6 | 5 | 4 | 3 | 2 | 1 | 1 | 2 | 3 | 4 | 5 | 6 | 7 | L |

| R | 7 | 6 | 5 | 4 | 3 | 2 | 1 | 1 | 2 | 3 | 4 | 5 | 6 | × | L |

×欠損　■インプラント　●クラウン　●ブリッジ支台歯

臼歯部にインプラントを埋入

左側はショートアーチのインプラント補綴

最終補綴物装着

　臼歯部にインプラントを埋入（遊離端欠損）。左側はショートアーチのインプラント補綴とする。支持組織がしっかりしているため、ショートアーチで持っていくこととした。

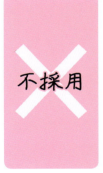

不採用

| R | 7 | 6 | 5 | 4 | 3 | 2 | 1 | 1 | 2 | 3 | 4 | 5 | 6 | 7 | L |

| R | 7 | 6 | 5 | 4 | 3 | 2 | 1 | 1 | 2 | 3 | 4 | 5 | 6 | 7 | L |
パーシャルデンチャー　　連結　　　　　　連結　　パーシャルデンチャー

×欠損　■インプラント　●クラウン　●ブリッジ支台歯

　パーシャルデンチャーを計画した場合、4|4 だけを鉤歯にすると負担過重になるため 4 3|3 4 を連結する必要がある。歯列矯正治療も勧めたが、気難しい性格で了承してくれなかった。

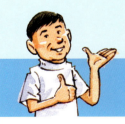

患者に対して行った説明・コミュニケーション

- 入れ歯の再製について「4 3|3 4 の連冠が必要ですよ」。
- 患者は終始「入れ歯は入れたくない」との希望であった。
- インプラントにした場合は、「|7 は上の歯がないので入れなくていいですよ」と伝えた。

chapter 1-3 顎関節にかかる見えない力をいなす！

顎関節症の臨床症状

Dr.上田の目

①顎の関節付近に痛みがある
②大きく口を開けられない（または痛くて口を開けられない）
③口を開け閉めするときに変な音がする（カックン・ジャリなど）

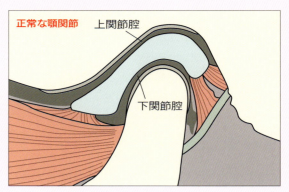

正常な顎関節　上関節腔　下関節腔

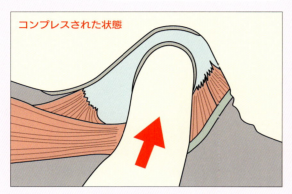

コンプレスされた状態

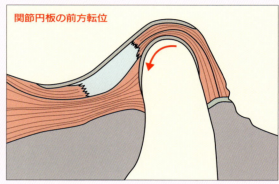

関節円板の前方転位

持続的に顎関節に負荷がかかると、顎関節の状態が変化してくる。関節円板は前方・後方・内側と転移し、顆頭にフラットニング（flattening）、エロージョン（erosion）と、器質的な変化をきたす。

左側：インプラント埋入

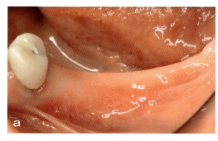
a

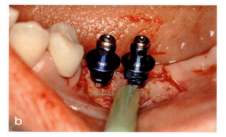
b

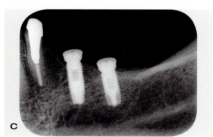
c

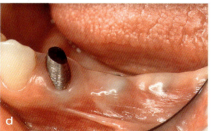
d

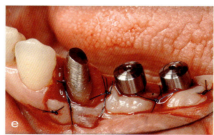
e

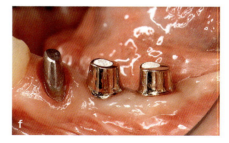
f

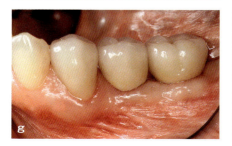
g

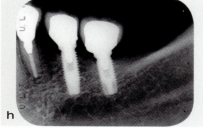
h

図2-a〜h インプラント一次手術は通常埋入とした。二次手術では、わずかに残った角化歯肉を根尖側に移動した。4｜は同時に臨床歯冠長獲得術を施している。

右側：インプラント埋入

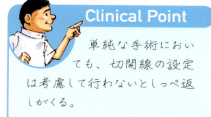

Clinical Point
単純な手術においても、切開線の設定は考慮して行わないとしっぺ返しがくる。

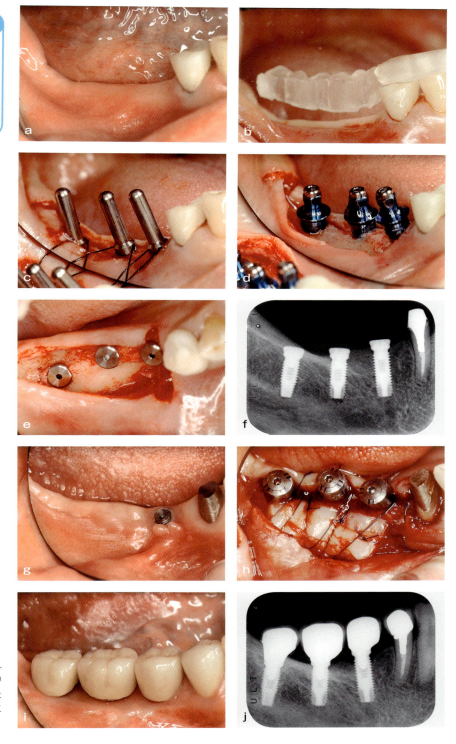

図3-a～j インプラント一次手術では、5|のカバースクリューが露出した。これは歯肉が薄いためでもあるが、縦切開の設定が不良で、4|の頬小帯に牽引されたためと考えている。現在であれば、4|に歯肉溝内切開を施し、縦切開は加えない。

術後

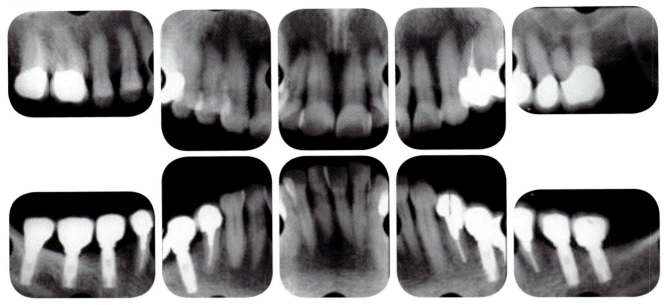

図4 術後のデンタルエックス線写真。骨吸収、歯根膜の拡大も認められず、安定した状態を呈している。

治療終了：最終補綴物装着時

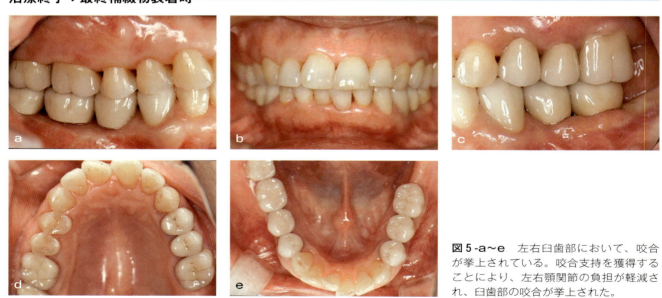

図5-a〜e 左右臼歯部において、咬合が挙上されている。咬合支持を獲得することにより、左右顎関節の負担が軽減され、臼歯部の咬合が挙上された。

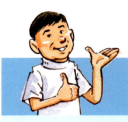

本症例のまとめ

　遊離端欠損においては、咬合支持が不足しているために顎関節に負担がかかる。インプラントは確実な咬合支持を獲得することができ、顎関節の負担軽減に寄与するため、有効である。遊離端欠損症例においてインプラントは欠損補綴の第一選択となる。残念ながらこの患者にはにはなかなか言うことを聞いてもらえず、その後メインテナンスには来院していない。

Recommended material

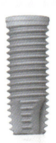

3i パラレルウォールド・インプラント
（ジンマー・バイオメット・デンタル社製）
　3iのパラレウォールド・インプラントは、独自のICEセルフタッピング・デザインを特長としており、T3およびオッセオタイトのサーテン・インターナル・コネクションおよびエクスターナル・コネクションに付与している。また、3iのT3インプラントはさまざまな粗さの表面性状が複合して、近代的なハイブリッド表面を形成している。また、プラットフォームスイッチングによってインプラントアバットメントジャンクション（IAJ）を内側にすることで結合組織との間に生物学的幅径を確立し、骨レベルを維持することに寄与する。

chapter 1-4 態癖と顎関節症

01 歯列不正をともなう顎関節症

初診時2005年症例
（Dr.上田46歳時）

 1983　 2005　 2018

患者のバックグラウンド

患者 39歳、女性　**初診** 2005年3月　**主訴** 左下が痛い

- 性格は物静かで温和。
- 極端な怖がり（歯科恐怖症＋痛みへの恐怖が強い）。
- 一方で歯科治療に対しては、頑張って受けて自分の歯を治す意思はあった。

初診時

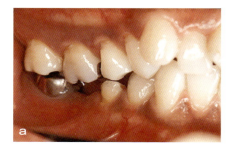
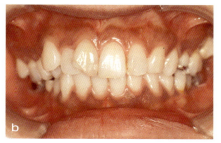
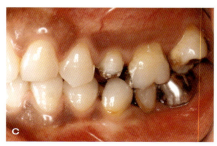
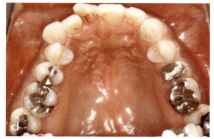
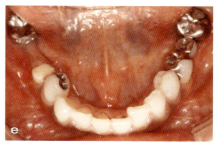

図1-a〜f　初診時の口腔内およびデンタルエックス線写真。7|の骨吸収は著しいが、他部位の歯槽骨は安定している。|5には根尖病変が認められる。

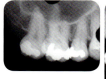
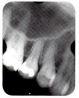

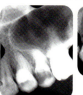
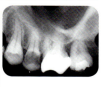
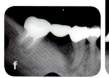
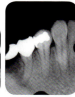
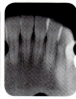
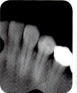
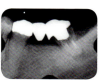

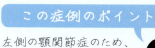

この症例のポイント

左側の顎関節症のため、左側の偏側咀嚼。

第1章　本当に多い不正歯列をどう治す？

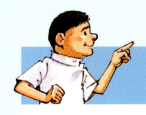

初診時の考察 〜診査・診断〜

　6̲|6 7の欠損、根尖病変、歯列不正、咬合平面の乱れがあり、歯列・歯単位ではまり込み、下顎位は左側に偏位、左側顎関節症。右上の側方歯群が内側に入り込んでいる。

　反対に、下顎は左噛みのため、舌側に傾斜している。左右臼歯部において、辺縁隆線の段差がある。|7は鋏状の咬合となっている。歯周組織は健全である。

症例難易度▶ 顎関節症をともなう矯正治療が必要なため。

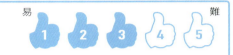

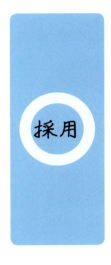

		インレー		抜歯										インレー	
R	7	6	5	✕4	3	2	1	1	2	3	4	5	6	7	L
	7	6	5	4	3	2	1	1	2	3	4	5	6	7	

✕欠損　■インプラント　●クラウン　●ブリッジ支台歯

矯正治療

6̲|6 7インプラント

6̲|インプラント

　矯正治療を行ったのち、臼歯部においては6̲|6 7インプラント埋入。その後、6̲|にもインプラント埋入。年齢を考慮して単独で処置したかったため、このような治療計画となった。

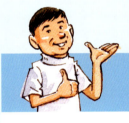

患者に対して行った説明・コミュニケーション

- 「矯正治療が必要です」。
- 「治療は長期にわたります」。
- 「根気がいるとは思いますが、頑張って通ってほしいのでよろしくお願いします」。

chapter 1-4　態癖と顎関節症

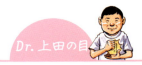

歯列不正と態癖

　本症例において、左側の上顎に関しては、態癖の改善が必要となる。頬杖や横向き寝など、口腔外からの力により、歯列不正を来している。下顎は、偏側咀嚼により舌側傾斜している。

　このような歯列不正や態癖には、各症例において十分に留意する必要がある。

表1　歯列不正の種類

先天的	・アーチレングス・ディスクレパンシー ・骨格性歯列不正	後天的	・成長発育期・成人 ・態癖による歯列不正

表2　態癖が起こる原因―チェックリスト―

✓ 偏側咬み	✓ 頬杖	✓ 寝癖	✓ 口唇や舌の異常習癖

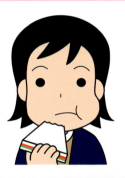 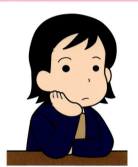 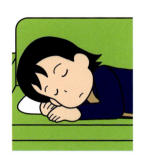 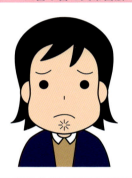

文献19・筒井照子, 西林滋, 小川晴也（編著）(2010)より引用改変。

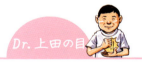

顎関節症の分類と治療法

　矯正治療を開始すると、全歯が歯根膜炎を起こすため、患者はクレンチングができなくなる。それにより、顎関節症に関しては一次的に症状は軽減する（表4）。

　本症例では、インプラントにより咬合支持を与え、健側咀嚼（表5）とすることにした。

表3　顎関節症の分類

Ⅰ型	咀嚼筋痛障害
Ⅱ型	顎関節痛障害
Ⅲ型	顎関節円板障害 　a.復位性 　b.非復位性
Ⅳ型	変形性顎関節症

表4　顎関節症治療

・バイトプレーン
・咬合調整
・補綴治療
・矯正治療

表5　顎関節のリハビリ

・健側咀嚼
・顎の体操
・開口訓練

第1章　本当に多い不正歯列をどう治す？

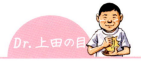

Dr. 上田の目

歯列不正と態癖

　軽度の顎関節においては無理をさせず、下記に挙げたような顎の体操やあいうべ体操をさせるとよいだろう。痛みが出るような無理は、くれぐれもさせないことが重要である。

　下記の顎の体操は、それぞれ1日3回を目途に、無理のない範囲で行う。最初は、力を抜くのがうまくいかず、つい力んでしまう場合が多いが、やっているうちに慣れてくる。

顎の体操

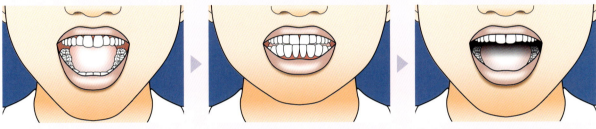

①口を開けられるだけ開けて15秒保持する。
②顎を前に突き出し15秒保持する。
③顎を引っ込めて15秒保持する。

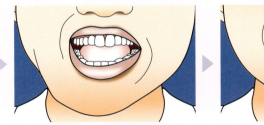
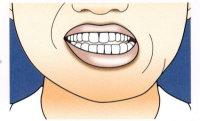

④顎を右にずらし15秒保持する。
⑤顎を左にずらし15秒保持する。

1セットを **1日3回、1週間**程度行う

あいうべ体操

あ	「あー」と口を大きく開く
い	「いー」と口を大きく横に広げる
う	「うー」と口を強く前に突き出す
べ	「べー」と舌を突き出して下に伸ばす

文献4・今井一彰（2015）より引用改変。

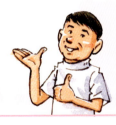

53

chapter 1-4 態癖と顎関節症

行った歯列矯正治療後の推移

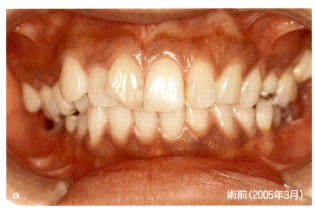
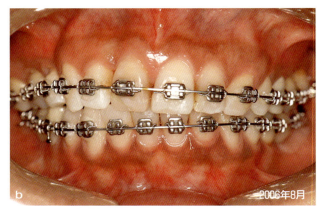
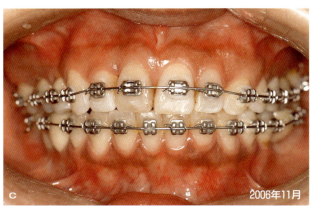
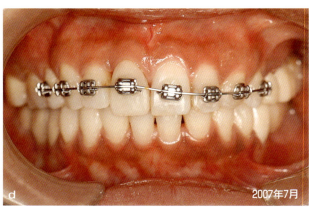

図2-a〜d 咬合支持を獲得し、歯列不正を改善した。dは審美性獲得のための部分矯正による最終的な改善、アライメント。

Clinical Point
顎関節症患者への矯正治療では、下顎位の変化に注意し、運動終末位を意識することが大事である。

治療後の口腔内

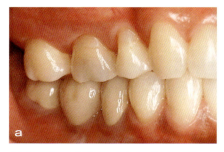
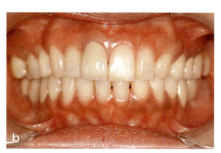
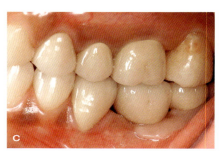
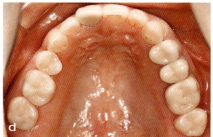
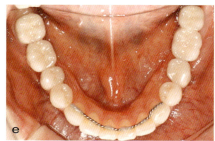

図3-a〜e 治療後の口腔内。咬合平面をそろえ、連続性を持った左右シンメトリックなアーチを構築する。辺縁隆線の高さ(段差)も改善されている。

第1章　本当に多い不正歯列をどう治す？

術後のセファログラム、パノラマエックス線写真

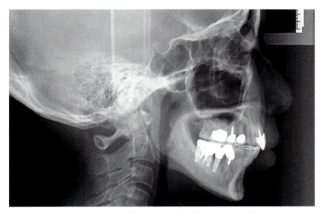

図4　術後のセファログラム。下顎位の変化に注意すべきである。

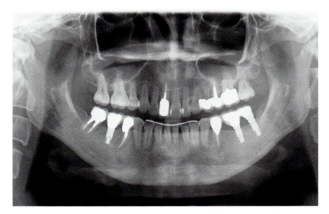

図5　術後のパノラマエックス線写真。⎣7は支持組織の吸収も認められるが、経過観察中である。

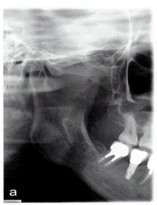
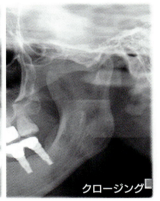
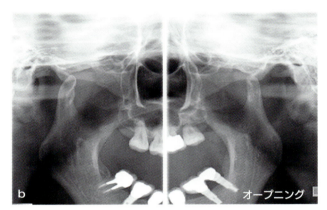

図6-a、b　顎関節パノラマ4分割。顆頭は吸収されているのもの、開口時には関節結節を超えており、十分に可動している。開閉口に問題がない。

Clinical Point

咬合高径も維持され、気道狭窄も認められない。

Dr.上田の目

顎関節症の矯正治療

顎関節症の矯正治療においては、最終的な下顎位の模索が重要ポイントである。

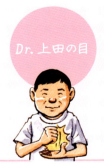

chapter 1-4 態癖と顎関節症

術後10年4か月後の口腔内およびデンタルエックス線写真（2018年3月）

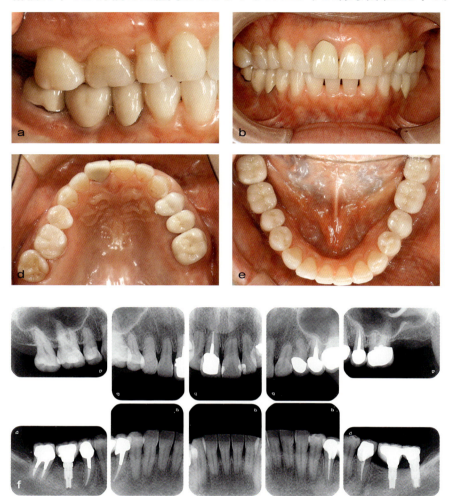

図7-a〜f　口腔内写真において、若干の歯肉のリセッションが認められる、上顎咬合面において、態癖の影響で、右側臼歯部が若干内側に入り込んできている。|7は、2017年5月に動揺が顕著になったため抜歯となった。デンタルエックス線写真10枚法では、根尖病変、歯槽骨の吸収も認められず、安定している。

術後10年4か月後のパノラマエックス線写真（2018年3月）

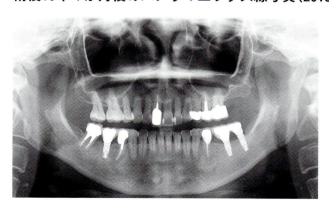

図8　パノラマエックス線写真においても、歯周組織、インプラント周囲組織ともに安定している。

第1章　本当に多い不正歯列をどう治す？

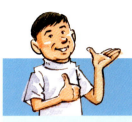

本症例のまとめ

　本稿で言及したように、顎関節症の症例は矯正治療中に全歯が歯根膜炎を起こすためクレンチングできず顎関節に負荷がかからなくなり、一時的に臨床症状が消えることがある。

　また、下顎位が適正でないと、矯正終了、保定期間中に症状が出現することになるので、繰り返しとなるが、こうした症例では下顎位の模索が非常に重要である。

Recommended material

ジーシーインプラントRe Setio Plus
（ジーシー社製）

　ジーシーインプラントシステムは、独自のブラスト＆エッチング処理により、生体と相性の良い表面性状を確立した。数々の骨代謝の基礎的な研究の積み重ねで実現できた「Aanchor Suface®」は、インプラント治療の成功にとってもっとも重要な要素の一つであるオッセオインテグレーションの獲得をより確実にしている。

　また、ジーシーでは、開発から製造まで一貫して日本国内で行っている。適切なパッケージの設計、厳密な製造工程の確立、高い品質管理によってきわめてコンタミネーションの少ない製品の提供を可能としている。

　そして、インプラントRe Setio Plusはエクスターナルバットジョイントであり、多数歯にわたる欠損にも対応可能な嵌合様式である。

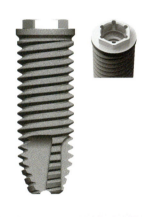

chapter 1-5 パラファンクション

01 犬歯部を含む複合欠損症例
初診時2000年症例
（Dr. 上田41歳時）

1983 —— 2000 —————————— 2018

患者のバックグラウンド　患者：40歳、女性　初診：2000年3月　主訴：審美および咀嚼障害

- かなり長く通っている患者。
- しばらく音沙汰がなく、久しぶりに来院した。
- 歯科に対する意識は高くなく、痛くなるたびに転院を繰り返していたようである。
- 以前は筆者が治療していたが中断し、その後は悪いところを抜かれるといった治療を他院で繰り返されたらしい。
- 上顎右側犬歯が抜かれたところで来院した。

初診時

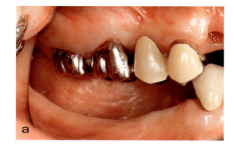
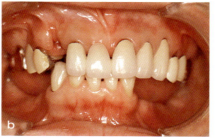
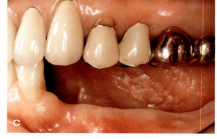
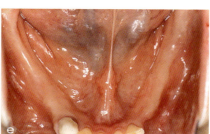
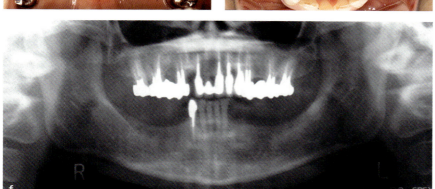

図1-a～f　初診時の口腔内およびパノラマエックス線写真。全顎的に歯肉のリセッションが認められる。下顎臼歯部欠損の原因は、パラファンクションによる歯の破折と思われる。

この症例のポイント
欠損の状態からパラファンクションの疑いがある。

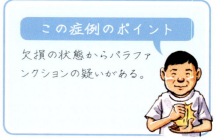

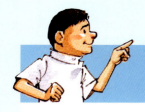

初診時の考察 〜診査・診断〜

歯周組織には問題が見られず、歯周病の要素はない。下顎臼歯部、3｜においても、歯根破折により、抜歯に至ったと考えられる。また、咬頭嵌合位では下顎位が左側に偏位している。

症例難易度▶ 骨吸収が認められない。予定するインプラントも割合多い。

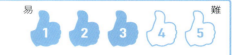

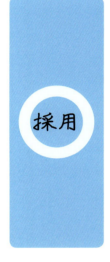

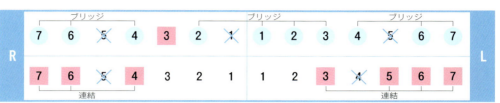

上顎ブリッジ（セグメント）

下顎遊離端欠損にインプラント埋入（第一大臼歯までのショートアーチ）

　上顎はフルブリッジが適応となるが、3｜のインプラントだけで、3つのセグメントに分けてブリッジで対応できる。下顎はインプラントがベストチョイスだろう。7｜7まで作っても意味がないので、6｜6までのショートアーチとした。6 5｜5 6は大臼歯形態。パラファンクションの患者にはロングスパンのブリッジは危険である。上顎欠損部にインプラントを入れてもよかったが、妥協点がある。

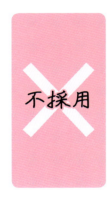

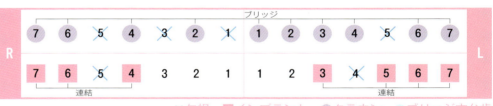

　上顎をフルブリッジとする計画。パラファンクションによる上顎補綴装置破損のリスクを回避するため、この計画は採用しなかった。

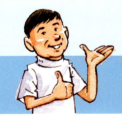

患者に対して行った説明・コミュニケーション

- 「食いしばりによって歯が割れてきた可能性が高いと思います」。
- 「ナイトガードを入れて、メインテナンスは定期的に来るようにしてください」。
- 年代的に入れ歯は入れたくない患者なので、インプラントに関する了承は得やすかった。
- 「できる限り低価格で良いものを入れてほしい」との要望があった。

1-5 パラファンクション

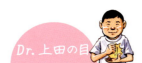

パラファンクションとは……

パラファンクションとは、顎口腔系に悪い影響を及ぼす、非機能的な運動で、咀嚼・発語・嚥下は機能的な運動である。ブラキシズムと言われるクレンチング、グラインディング、タッピングを行うと、下の表のような症状が現れる。

パラファンクション＝顎口腔系に悪影響を及ぼす非機能的な運動
（ブラキシズム（クレンチング・グラインディング・タッピング））

パラファンクションがもたらす症状
- クレンチング・グラインディング・タッピング
- 歯頸部における楔状欠損
- 病的な歯の移動
- 咬合高径の低下
- 歯周組織の変化（骨隆起）や破壊（歯肉のリセッション、歯槽骨吸収）
- 顎関節の異常（顆頭のエロージョン（erosion）やフラットニング（flattening）、関節円板の転位やパーフォレーション
- 口腔周囲筋のスパズム

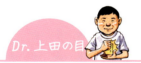

上下歯列接触癖

中枢系と末消系のバランスを取るべく、ストレスブレイカーとしての癖である。正常で機能的な運動の場合、歯は1日に15～20分しか接触しないが、仮に60分歯が接触した場合、顎口腔系に3～4倍の負荷を与えることとなる。とくに歯は、その影響で著しく磨耗していく。

顎口腔系に悪影響を及ぼす非機能的な運動

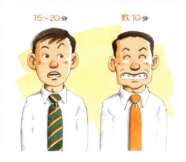

15～20分　　数10分

上下歯列接触癖
- 中枢系・末梢系のバランス（ストレスブレイカー）
- 開口筋に比べ閉口筋が優位に働く
- 集中した時や力を入れた時に生じる

意識付けが重要で**安静位空隙**を意識させる！

認知行動療法

第1章　本当に多い不正歯列をどう治す？

結合組織移植／歯肉弁歯冠側移動術

Clinical Point
縦切開は、審美エリアを避けて、3|遠心のみに行っている。

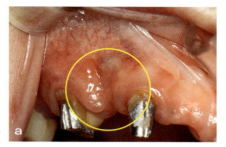
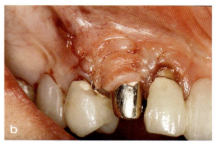
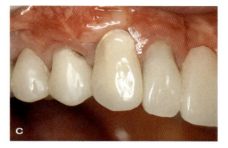
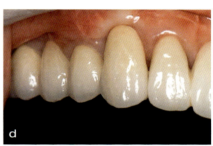

図2-a〜d　骨がないため、インプラントが低位に埋入されている。このまま補綴すると、歯冠長が長くなり、また、歯頸部歯肉が可動粘膜となるため、メインテナンスが困難である。したがって、上皮付結合組織移植を行った。

術後の口腔内の状態

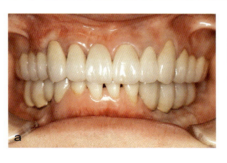
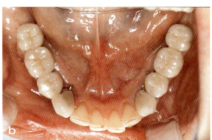

図3-a、b　平面をそろえて、連続性のある左右シンメトリックな歯列を構築できた。ただし、右側にシフトした下顎位の改善は認められない。

犬歯が脆弱な場合に応用するグループファンクション

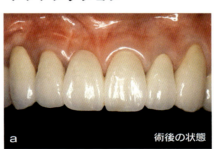
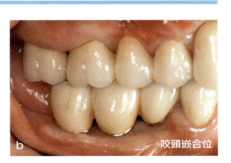

図4-a〜d　犬歯が脆弱な場合（歯周病罹患歯、残根状態、インプラントなど）、グループファンクションを与える。

POINT
Modified Canine
↓
犬歯の舌面形態を皿状にし側方力の制御をする

a　術後の状態　　b　咬頭嵌合位

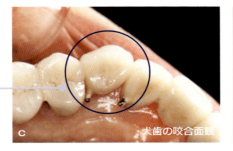
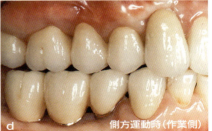

c　犬歯の咬合面観　　d　側方運動時（作業側）

chapter 1-5　パラファンクション

治療終了時の口腔内およびデンタルエックス線写真

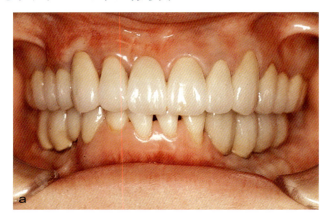

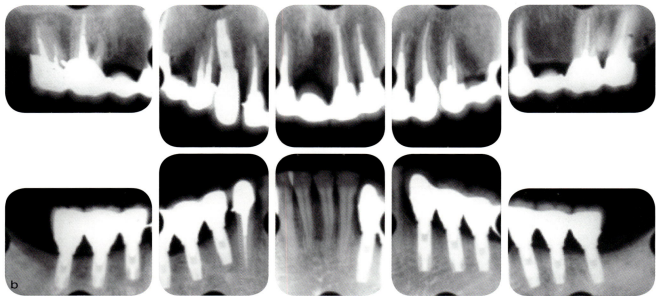

図5-a、b　デンタルエックス線写真を見ると、3｜のインプラント埋入のおかげで、3つのセグメントに分けることができ、補綴設計を簡素化できた。

Clinical Point

口腔周囲筋の強い患者は、スパズムは取れても、下顎位の変化は起こりづらい。

第1章 本当に多い不正歯列をどう治す？

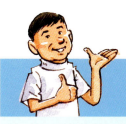

本症例のまとめ

　インプラントを含めた咬合再構成を長期的に機能させるためには、力のコントロール（咬合力の分配、側方力の制御）が必須である。さらにはパラファンクション・態癖の抑制が重要となってくる。

　しかしながら、現実問題としては、患者側の要因（さまざまなストレスetc…）がパラファンクションの引き金となってくることもあり、コントロールが非常に困難であることも多い。

Recommended material

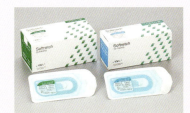
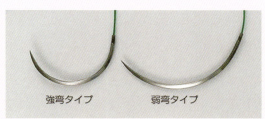

強弯タイプ　　弱弯タイプ

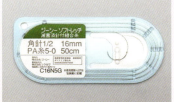

滅菌済針付縫合糸　ジーシー ソフトレッチ（ジーシー社製）
　針付き縫合糸「3-0、4-0、5-0、6-0」は伸縮性にすぐれた新素材「ソフトナイロン」を使用し、一般外科用として幅広い症例に対応する。またマイクロサージ用の「7-0、8-0」はナイロンを使用し、歯肉を引っ張りすぎず、適度な張力で結紮が可能である。いずれも糸そのものはモノフィラメント（単糸）のためプラークやバクテリアが付着しにくく、感染による治癒の阻害を防ぐ。角針は独自のスリムカット成型で刺通面積が小さいため、スムーズに針を通すことができると同時に歯周組織の破壊を最小限に抑える。本症例では、6-0のソフトレッチを使用している。

chapter 1-5 パラファンクション

02 長期経過からわかること
1997年症例
（Dr.上田38歳時）

1983 — 1997 — 2018

患者のバックグラウンド　患者 49歳、女性　初診 1997年7月　主訴 インプラントをしてほしい

- ママさんバレーのキャプテンをしており、明るい性格。
- 最初の治療から筆者が担当しており、歯科治療には非常に協力的である。
- この時点でメインテナンスを行い約5年ほど経過している。

術前

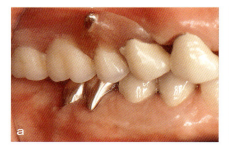
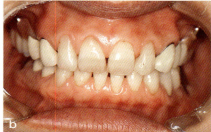
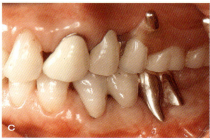
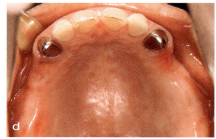
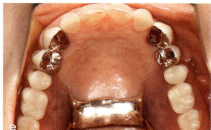
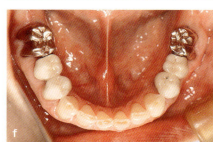
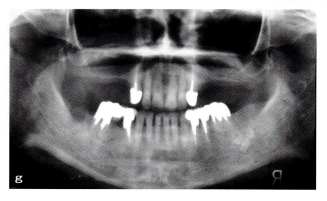

図1-a〜g　術前の口腔内およびパノラマエックス線写真。上顎洞底が低位にあり、インプラントを埋入するための深度が不足している。

この症例のポイント

上顎両側遊離端欠損で、上顎にインプラントを埋入するための骨がない。

第1章 本当に多い不正歯列をどう治す？

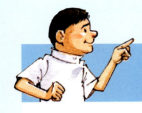

初診時の考察 〜診査・診断〜

上顎臼歯部へのインプラントを希望されたが、上顎洞に関して、スペースがないため、サイナスリフトを計画した。

この時点ではパラファンクションの疑いは感じられず、歯周病的な問題も見受けられない。

症例難易度▶ 筆者が初めて行ったサイナスリフト症例であったため。

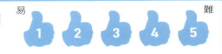

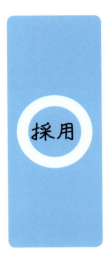

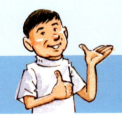

両側サイナスリフト

8か月後、3本ずつのインプラントを埋入

さらに半年待ち、補綴装置の装着・連結

ショートスパンで6 5 4｜4 5 6にサイナスリフト、それぞれ3本ずつのインプラント埋入を計画した。手術は2ステージ。治癒後、装着した補綴装置は連結させ、最遠心はゴールドでの補綴装置を計画した。

患者に対して行った説明・コミュニケーション

- 「上顎洞を横から開けて、骨を作り、それからのちにインプラントを埋入します」。
- 「骨ができあがるまでに1年ほど時間がかかると思います」。
- 「手術は2ステージに分けて行います」。

上顎右側サイナスリフト（1997年4月）

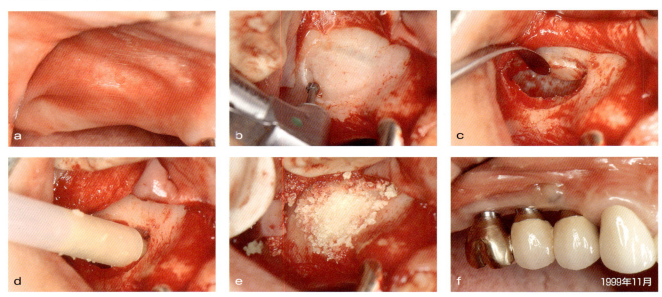

図2-a〜f 側方のトラップドアテクニック。上顎洞粘膜を穿孔させないように、8番のラウンドのバーで骨を削ぐように削除していく。その後丁寧に上顎洞底を挙上する。シリンジを使い、死腔がないように外周より補填材を填入する。その後、8か月待ってインプラントを埋入し、半年以上待って補綴装置を作製していった。

治療終了時の口腔内およびエックス線写真（1999年11月）

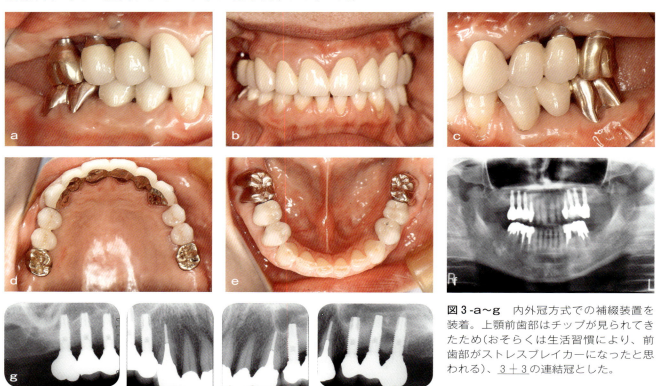

図3-a〜g 内外冠方式での補綴装置を装着。上顎前歯部はチップが見られてきたため（おそらくは生活習慣により、前歯部がストレスブレイカーになったと思われる）、3＋3の連結冠とした。

第1章　本当に多い不正歯列をどう治す？

上顎左側最遠心インプラントの撤去（2001年3月）

Clinical Point
インプラント再埋入に関しては、撤去即時埋入を行ったが、3か月置いて埋入を行うことが本来望ましい。

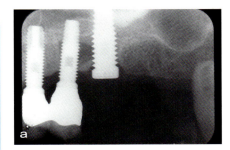
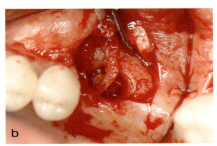
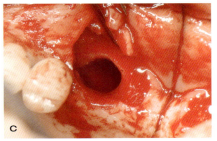
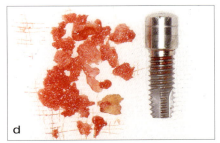

図4-a〜d　「上顎左側臼歯部がジュクジュクする」との主訴から、左上最遠心のインプラントが脱落してきた。再埋入を試みるも、オッセオインテグレーションを獲得できなかった。

上顎右側インプラントの破折

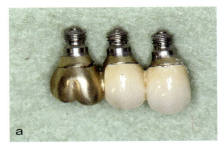
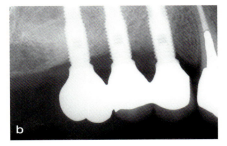
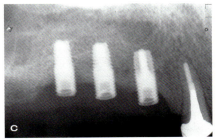

図5-a〜c　その後、右側のインプラントが3本折れてきた。

口腔内の変遷（1997年7月〜2015年11月）

Clinical Point
患者とラポールを形成して、来院するたびに「くいしばらないでほしい、それで壊れてきている」との話はしている。

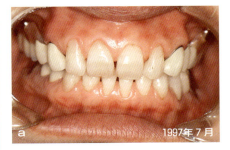
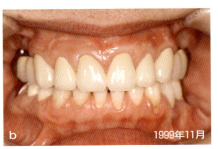
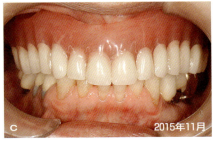
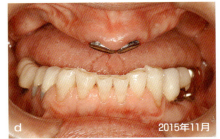

図6-a〜d　5 4には十分な付着歯肉があったにもかかわらず、パラファンクションによって、歯肉のリセッションと、頬側歯槽骨の吸収が起こっている。

chapter 1-5 パラファンクション

パノラマエックス線で見る本症例の変遷（1997年7月～2015年11月）

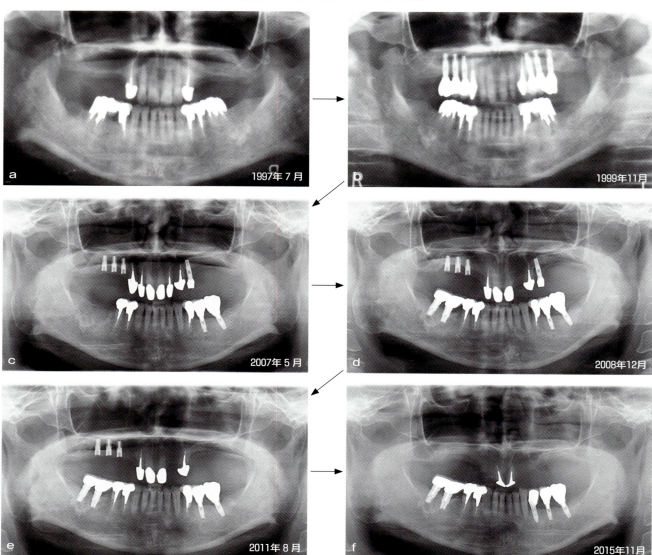

図7-a〜f　1|1を残しているため、咬合平面が適正にならない。インプラントが入ったために、下顎臼歯部が先に歯根破折を起こしている。長期にわたるパラファンクションのため、天然歯も破折してきた。

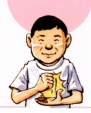

Dr. 上田の目　パラファンクションと歯科医師としての限界

　自信をもって治療に臨んだにもかかわらず、パラファンクションによってインプラント、歯の喪失が見られ、筆者も精神的にこたえた。パラファンクションは恐い症状で、いつ起こるかわからない。精神的なストレスからくるパラファンクションは、どうにも対処できず、顎口腔系だけの問題ではない場合もあるため、術者にとっての限界もある。

第1章　本当に多い不正歯列をどう治す？

上顎左側臼歯部の根面被覆（2015年11月）

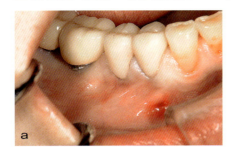
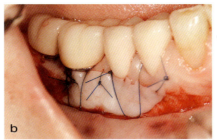
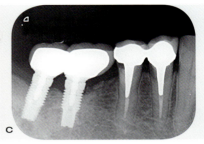
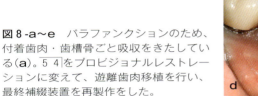
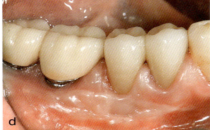
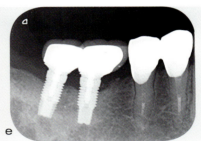

図8-a～e　パラファンクションのため、付着歯肉・歯槽骨ごと吸収をきたしている（a）。5 4 をプロビジョナルレストレーションに変えて、遊離歯肉移植を行い、最終補綴装置を再製作をした。

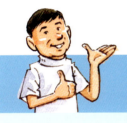

本症例のまとめ

　パラファンクションが起因するインプラントのcomplicationには、インプラント上部構造の脱離や破損、対合歯における補綴装置の破損や歯の破折、ディスインテグレーション、インプラントの破折などが挙げられる。

　こうした症状が生じることも想定し、患者との良好な人間関係の構築を図っておくことが大切である。

Recommended material

ノーベルプロセラ クラウン＆ブリッジ ジルコニア
（ノーベル バイオケア ジャパン社製）

　アルミナより強度にすぐれ、口腔内のすべての部位に適応可能である。ブリッジは最大14ユニットまでのフルブリッジをデザインすることが可能である。強度が実証されたジルコニアは、ロングスパン・ブリッジにおいても高い適合性が得られる。

【特徴】
・クラウンの厚さは0.4mmと0.7mmがある。
・強度を有する臼歯部にも対応。
・破折率はPFMの3～5％に対し0.5％。
・ブリッジはジルコニアブロックから削り出され、鋳造欠陥が生じることがない。
・中間ポンティックは35mm以内の範囲であればユニット数の制限なし
・ブリッジの製作許容サイズ：φ60mm×高さ20mm（ホワイトは高さ25mmまで製作可能）。
・カンチレバー：1歯まで可（最長10mm）。
・ジルコニア製品は、ホワイト、ライト、ミディアム、インテンスの4色のシェードより選択できる。

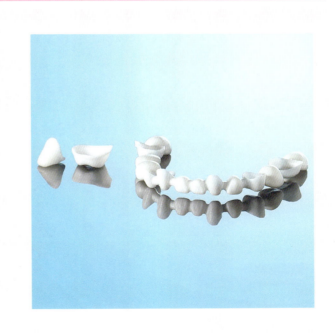

chapter 1-6 弄舌癖と歯・歯列接触癖

01 高い審美性を要求されたら
初診時2011年症例
（Dr. 上田52歳時）

 1983　 2011　 2018

患者のバックグラウンド　患者：54歳、女性　初診：2011年2月　主訴：審美および咀嚼障害（他院からの紹介）

- エステティックサロンを経営。
- とにかく、きれいで噛めるようにしてほしい！　との要望。
- 時間と費用はかかっても良い。
- 美を生業としているので、矯正装置が見えるのは非常に困る！

初診時

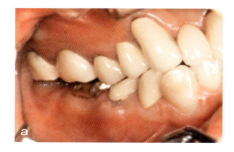
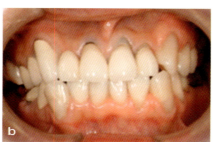
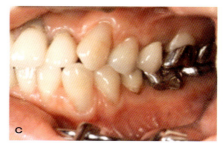
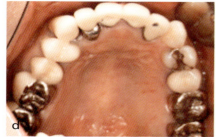
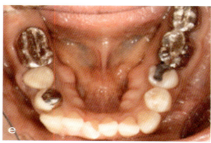

図1-a〜f　初診時の口腔内およびデンタルエックス線写真。歯列不正が認められ、歯頸ラインの整合性が取れていない。5̲は歯根破折様の骨吸収を呈している。

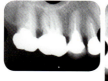
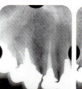
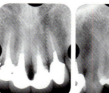
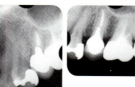
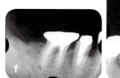

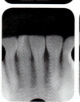
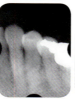
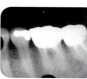

この症例のポイント
下口唇の巻き込み癖で、下顎前歯部が直線的となり、ボックスタイプの歯列となっている。歯列不正が著しい。

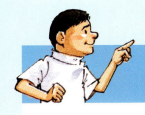

初診時の考察 〜診査・診断〜

歯列不正、咬合平面の乱れが見られ、歯頸ラインの不正による審美障害が生じている。また歯内療法の不備、不適合な補綴装置も見られる。

そして、患者のわがままによる術者の過剰なストレスが予想される。また、神経質な性格で、要求が強すぎる側面がある。

症例難易度▶ 治療内容など患者の要求が強いため、こちらの思うように治療が進まない。

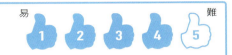

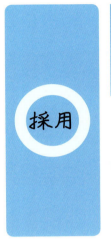

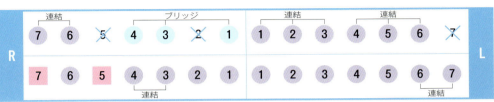

右側犬歯矯正的挺出
上顎前歯部歯周外科
臼歯部インプラント埋入
補綴治療

矯正治療は行わなかった。歯列矯正をしたほうが完成度が高くなるが、患者の了承が得られなかったのである。いわゆるBプランを選択することになった。臼歯部にはインプラントを埋入している。

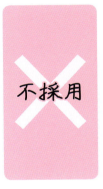

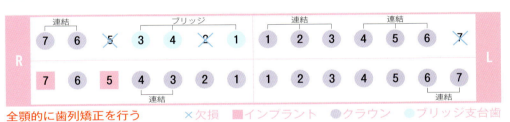

全顎的に歯列矯正を行う

補綴箇所は上記のプランと同様だが、全顎的に歯列矯正を行った治療計画。本来であればこちらのほうが理想的だと思われる。

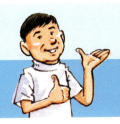

患者に対して行った説明・コミュニケーション

- 「きれいにするなら矯正治療が必要ですよ」と説明したが、断られた。
- 「セラミックや、インプラントは受け入れるが、矯正治療をしないでほしい」とのこと。
- 「骨隆起が顕著なので、くいしばって悪くなっていますよ。歯・歯列接触癖がありますよ」。
- 口腔内写真もなかなか撮らせてくれない患者であった。

上顎右側犬歯：矯正的挺出

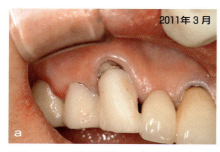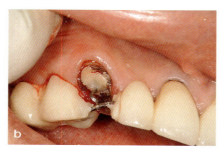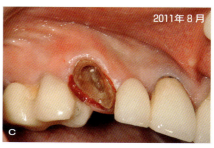

図2-a～c 残根状態の3|を最低限挺出させて（ブラケットなし、装置が見えないような配慮を行った）、どうにか歯頸ラインの整合性を図った。残根状態のまま残そうとすると歯頸ラインの整合性を図ることが困難になる。

上顎前歯部：歯冠長延長術＋上唇小帯切除術

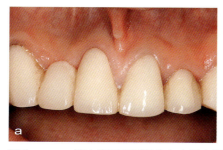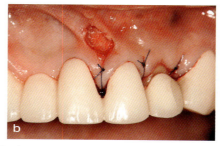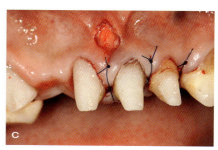

図3-a～c 臨床歯冠長延長術と上唇小帯切除術で、歯頸ラインをそろえた。本症例はスキャロップが強いタイプのため、やや改善し、フェルールも獲得した。

Dr. 上田の目

いったん歯の間などにできる小さな溝が気になりだすと、いつも舌で舐めまわさないと気が済まない方がいらっしゃる。神経質な方によく認められるのだが、うつ病や強迫神経症の治療を受けられている方によく認められる症状である。

治療は難しく、弄舌癖防止用のマウスピースを使う場合もあるが、なかなかうまくいかない。筋機能療法と呼ばれる舌の動きのトレーニングが奏功する場合もあるが、頑固な場合は認知療法や抗不安薬、抗うつ薬、抑肝散などの漢方薬による治療を心療内科や精神科と連携して行う場合がある。

本症例の場合

パラファンクションがもたらす症状
- 弄舌癖（tongue thrusting）
- |4の噛む面に食べ物が挟まって気持ち悪い！
- 上下歯列接触癖（tooth contacting habit）
- 顎をずらすと3|が当たる！

つねにタッピングしている！

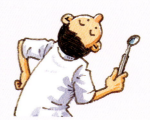

第1章 本当に多い不正歯列をどう治す？

治療終了時の状態

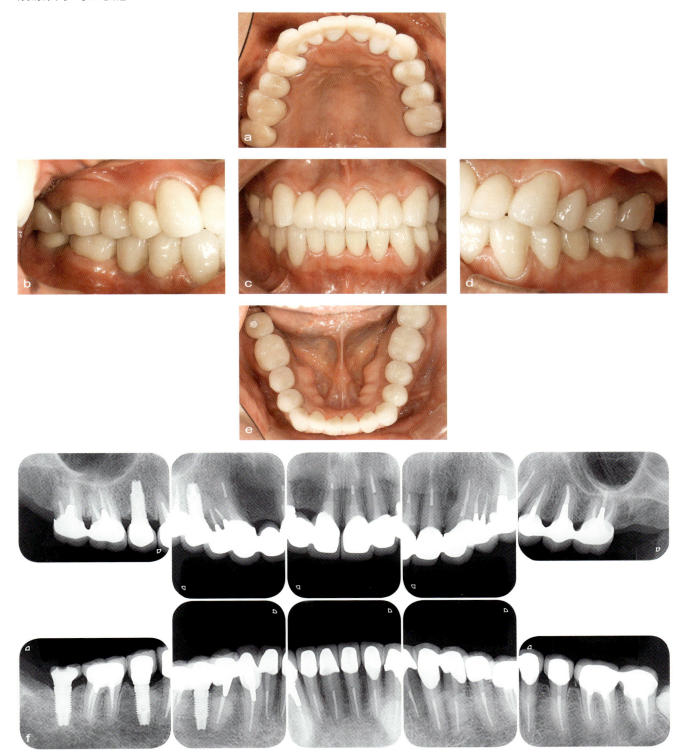

図4-a〜f 治療終了後の口腔内およびデンタルエックス線写真。矯正治療を行わないなかで、最大限の治療を行い、咬合平面、左右シンメトリックなアーチの構築、上顎前歯部の歯頸ラインの整合性を獲得した。

問題なく治療を終了したはずが……　→

chapter 1-6 弄舌癖と歯・歯列接触癖

治療後に指示された患者の不安・不満・要望

　　　　■■■先生へ

先日は ありがとうございました。
早速ですが ■■■■■ さんの 希望を…

・シェードは 3+3 の切縁部の様な白さにして欲しいけど
　歯頸部の黄色も少しに。グラデーションは ほんの少しがいい。
　そして全部同じ色で。
　黄色だとタバコを吸っているみたいでイヤだ。裂溝の色もつけ過ぎないで。
　　　　　　　　　　　　　　　　　　　　　　白めでいい。
・4|3 MBとオペの違いはわかっているし、院長に言われたので気に入ら
　ないけどシェード我慢している。本当はもっとキレイな？色(←たぶん今が
　黄色と言っているんだろうけど)にしたい。
・2+4 歯間乳頭がないので、歯間から唾液が出入りして
　気持ち悪い。なるべく隙間を減らして欲しい。
・1| (BD) 　　　◯←大げさに言うとここを なだらかにして欲しい。
・3| でかすぎる!! |3と少しでもいいから近付けて。
　全体的に左右対称にして欲しい。
・2+2 3| だったかな？ 1つだけ飛び出てるので 高さ合わせて。
・|3 近心 ぐら角部分盛り足して |2となだらかになるようにしたい。
　|3 飛び出てなくていい。3|みたいに。ほとんど犬歯じゃなくていいのかな？
　　　　　　　　　　　　　　　　　　　　　　　ちょっと犬歯く引。
　◯◯◯◯◯◯←ここのラインをそろえたい。ドラキュラみたいなのダメ
　　　松田聖子(今)みたいな歯!!　　　　　　　→ ◯ ◯
・5|4 間 食片圧入しまくる。5|の遠心もつまっていたので
　そっちも出来たら…
・本人としては 3|4 当たりが強いけどそこを落としてしまうと咬合低くなって
　食べにくいし、おばあさんみたいになるので 少し上げて作って欲しい。
　今咬調して低いせいかくちゃくちゃして食べにくい。

図5 治療後、最初に患者から来た要望をスタッフが書き留めたもの。この後、少しでも期待に応えるべく調整を行った。口腔内写真はあまり撮らせてくれない。ひと月に1度のメインテナンスに来ていたが、現在は1年ほど来られていない。

いつになったら決着がつくのか……

第1章　本当に多い不正歯列をどう治す？

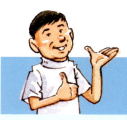

本症例のまとめ

　患者の要求はＡプランを提出をしてもうまくいかないことがある。本症例の場合は、最大限に患者の要求を受け入れて、Ｂプランとした。術後、下顎前歯部４前歯は補綴するつもりはなかったが、患者の要望で行うこととなった。

　患者の性格はさまざまで、術者と合うときは非常にスムーズに治療が進行していくが、すべてが術者主導型で持っていきたくても、無理なことはある。

Recommended material

チタン用陶材　イニシャルTiベーシックセット（ジーシー社製）

　チタン用セラミックス。鋳造やCAD/CAMから削り出された純チタンなどに築盛でき、生体親和性にすぐれたチタンセラミックス修復を可能にする。本症例では、7̄に対してネジ留めタイプのインプラントを入れているが、チタンのフレームを使ってそのまま焼き付けている。

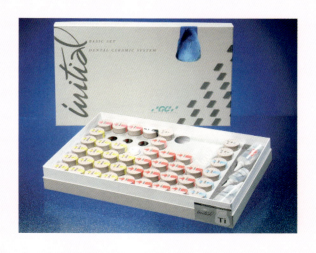

chapter 1-7 補綴装置の最新のマテリアルと製作法

01 要求に無理がなく、対応しやすい患者
初診時2014年症例
（Dr.上田55歳時）

患者のバックグラウンド

患者 60歳、男性　**初診** 2014年11月　**主訴** 噛めるようにしたい

- 性格は温厚な患者。
- 仕事は工場勤め。もうすぐ退職なので、これを機に歯を一番いいもので治したいとの要望。
- 歯は1本ずつ歯を入れてほしい。なるべくつながないでほしいとの要望。

初診時

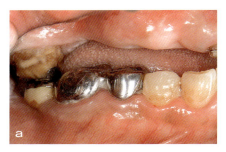
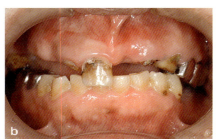
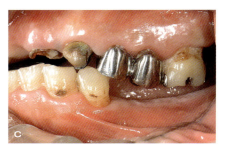
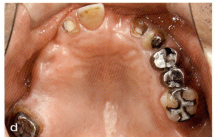
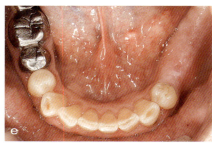

図1-a〜f　初診時の口腔内およびパノラマエックス線写真。歯周疾患様の骨吸収は認められない。全顎的にプラークコントロールが非常に悪い。

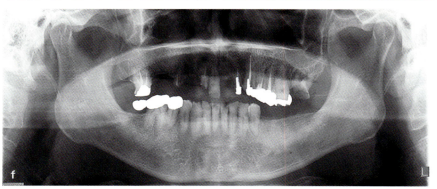

この症例のポイント

歯の欠損状態の長期間放置による顎位の低下。

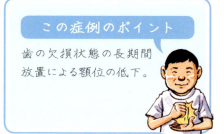

第1章 本当に多い不正歯列をどう治す？

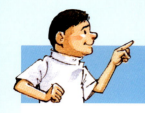

初診時の考察 〜診査・診断〜

歯内療法の不備が見られる。しかしながら、歯周病の状態はそれほど悪くない。欠損に関してはアイヒナーのＢ３の状態で、咬合支持は不安定な状態であった。長い期間欠損状態であったため、全顎的に咬合高径は低下していた。

| 症例難易度 ▶ | 患者は非常に協力的であるが、単独歯で製作するため、インプラントの埋入ポジションが難しい。 | 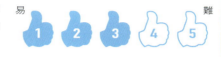 |

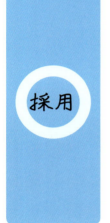

採用

- 下顎インプラント埋入
- 歯内療法など
- 上顎インプラント埋入
- 最終プロビジョナル〜最終補綴装置

咬合支持が欲しいので、まずは下顎にインプラントを埋入。あとは歯内療法を行って、コア、プロビジョナルレストレーションを作製していく。上顎の欠損部にインプラントを埋入して、最終プロビジョナルから最終補綴装置に移行した。また、下顎の前歯部まで補綴しないと、全体としてバランスがとりづらい。

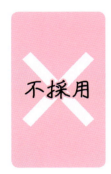

不採用

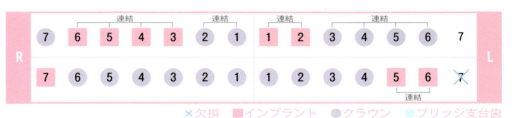

歯質がない歯（根管治療歯、歯周病の罹患歯）は脆弱と考えて、できれば連結をしたいが、「歯は１本ずつ入れてほしい」との患者の要求に沿わないため不採用となった。

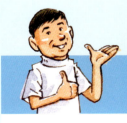

患者に対して行った説明・コミュニケーション

- 「歯を連結したほうがいい」という説明はしたが、「１本ずつがよい」と言われた。
- 「歯を１本ずつにする場合は、抜歯になった場合、そこもインプラントにするしかありませんよ」。
- 「メインテナンスには必ず来院してください」。

chapter 1-7　補綴装置の最新のマテリアルと製作法

インプラント上部構造の治療計画

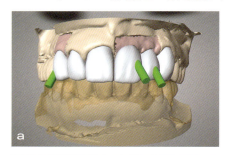
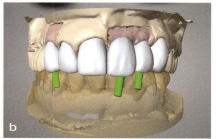
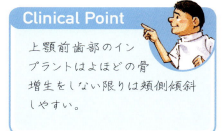

Clinical Point
上顎前歯部のインプラントはよほどの骨増生をしない限りは頰側傾斜しやすい。

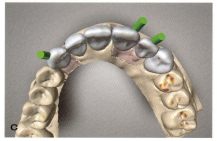
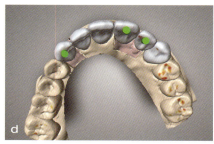

図2-a〜d　上部構造の計画は内外冠で行わず、ネジ留めで行っている。上顎の前歯部はZACを用いて角度補整を行い、適切な位置にアクセスホールを求めた。ネジ留めのほうが、残留セメントの問題、着脱の問題を回避できる。

作業模型上でのアクセスホールの調整、補綴装置の製作

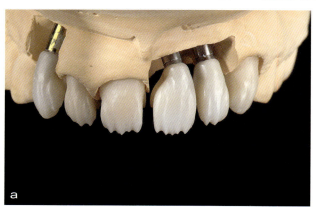
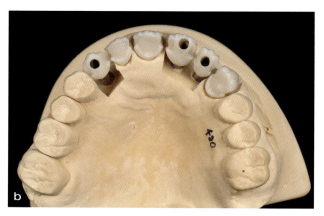
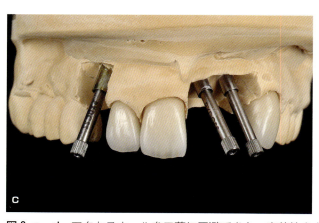
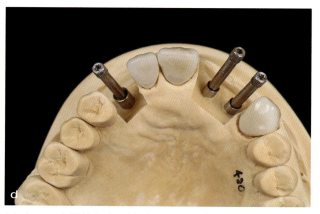

図3-a〜d　アクセスホールを口蓋に回避できた。審美性を求めてカントゥアを調整した。並列したインプラント補綴の審美性を獲得するには難易度が高い。

第1章 本当に多い不正歯列をどう治す？

Recommended material

**ZAC™（ZEX Angulated Chimney）システム
（デンテック・インターナショナル社製）**

　上顎前歯部のインプラントにおいてアクセスホールが唇側に抜けてしまうような位置にある症例でも、このシステムを用いて最大25°の角度補正ができることによって、ネジ留めでのインプラント補綴が可能になった。

◆ ZAC™の特徴

これまで前歯部でスクリューアクセスホールが唇側に抜けてしまう症例の審美的な修復は内外冠タイプが主な選択肢でしたが、アクセスホールを最大25°舌側へ傾斜させることによりスクリューリテインタイプでの補綴が可能となりました。

ZEX™と専用のチタンベース、スクリュー、ドライバーによるソリューションをZAC™（ZEX™ Angulated Chimney）としてご提供を開始いたします。

◆ **ZACレイヤリング**　　◆ **ZACステイニング**

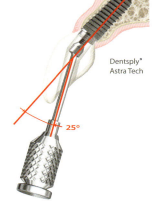

◆ ZAC™のコンセプト

◆ **Any Implant Systems**（多くのインプラントシステムに対応）

◆ **Multiple Implant Restoration**（複雑な設計、ブリッジにも対応）

◆ **Abutment Level**（フィクスチャーレベルだけでなくアバットメントレベルにも対応）

 インプラント治療の際、このような症例でお困りではありませんか？

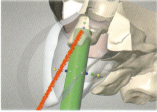

前歯部でアクセスホールが
唇側に抜ける場合

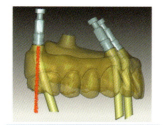

臼歯部で開口量が少なく
スクリューアクセスが困難な場合

これらのような場合にアクセスホールを最大25°傾けることにより、前歯部ではより審美的に、臼歯部、特に上顎臼歯部ではスクリュー止めが容易になるなど、多くの症例でスクリューリテインタイプによるインプラント治療が可能となります！

デンテック・インターナショナル株式会社資料より転載。

chapter 1-7 補綴装置の最新のマテリアルと製作法

治療終了：最終補綴物装着時の口腔内

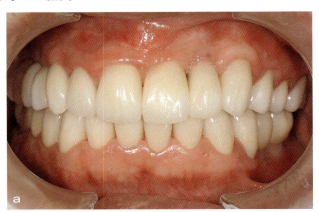
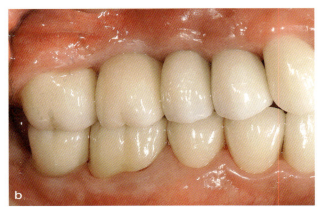
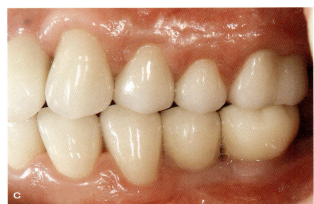
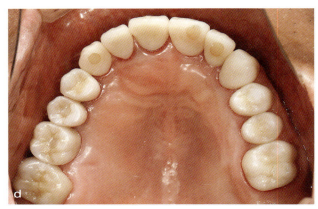
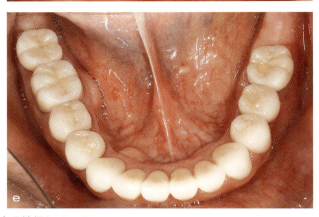

図4-a～e　術後の口腔内写真。患者は審美性・機能性に関しても十分納得している。

Recommended material

BioHorizons Laser-Lok®・テーパードプラスインプラント（BIOHORIZONS社製）

　BioHorizons Laser-Lok®・テーパードプラスインプラントは、インターナルのカラー上部までLaser-Lok®処理を施し（a）、歯槽骨頂を維持させ軟組織の量を増やすためのベベルを付与したプラットフォームスイッチングのデザインである（b）。

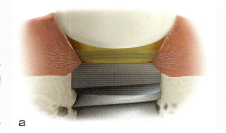
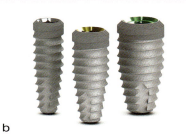

第1章 本当に多い不正歯列をどう治す？

最終補綴物装着時のエックス線写真

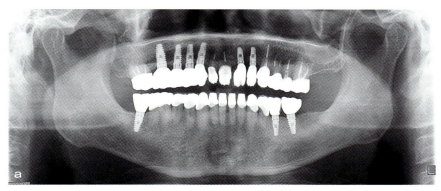

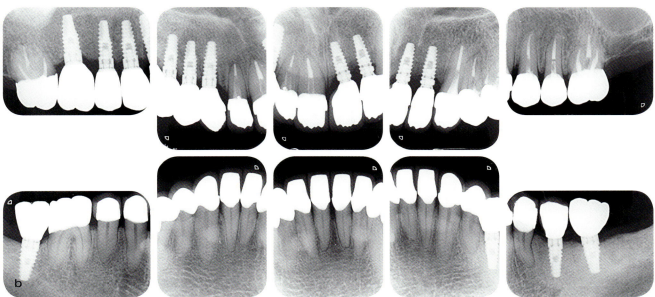

図5-a、b 治療終了後のパノラマおよびデンタルエックス線写真。特に問題は見られない。

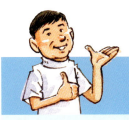

本症例のまとめ

　本症例はUedaの分類におけるType1。こういう患者さんは治療費も負担してくれ、自由度も高いのでやりやすい。

　治療期間も短く、術者、患者ともに十分な満足が得られた。

"Uedaの分類"からみた歯科治療

Type 1	歯科治療に積極的 ○ 経済的に問題なし ○	術者主導の治療が可能
Type 2	歯科治療に積極的 ○ 経済的に問題あり ×	気持ちはうれしいがもどかしい
Type 3	歯科治療に消極的 × 経済的に問題なし ○	メインテナンスに不安が残る
Type 4	歯科治療に消極的 × 経済的に問題あり ×	歯科医院を転々としている 歯科治療に対して疑心暗鬼

患者さんは千差万別でいろいろな主訴で来院される。痛くてたまらず仕方なく来られる方、症状もあまりないのに検診で来られる方などさまざまだ。

chapter 1-8 過度な咬合力の影響

01 顎関節症と歯列不正をともなう両側遊離端欠損症例

初診時2005年症例
（Dr.上田46歳時）

1983 ─────── 2005 ─────── 2018

患者のバックグラウンド
患者 38歳、女性　　**初診** 2005年1月　　**主訴** 歯並びが気になる

- 患者は看護師。
- ストレスが高い職業であることでパラファンクションを引き起こしている。
- 治療に対する積極性はある。
- きれいにして噛めるようにしてほしいとの要望。

初診時

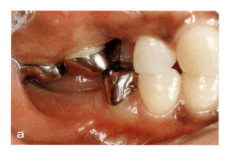
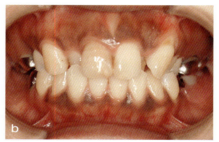
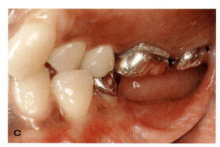
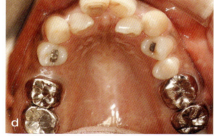
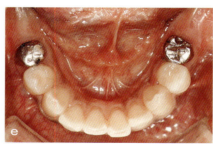

図1-a～f　初診時の口腔内およびデンタルエックス線写真。上顎の歯列が狭窄し、クロスバイトになっている。右側臼歯部は、デンチャースペースもない。

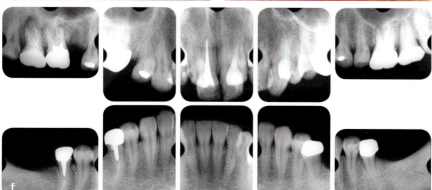

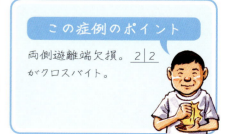

この症例のポイント
両側遊離端欠損。2|2 がクロスバイト。

第1章　本当に多い不正歯列をどう治す？

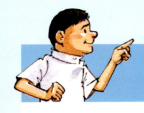

初診時の考察 〜診査・診断〜

7 6|6 7 の挺出、咬合平面の乱れおよび歯列不正があり、上顎のアーチが狭い。根尖病変、クレンチング、咬合支持域の不足が認められる。一方で、全顎的に歯周病の問題は見当たらない。

症例難易度▶ 矯正治療後のティッシュマネジメントが必要となる。

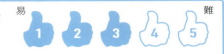

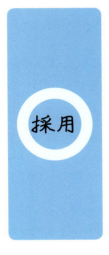

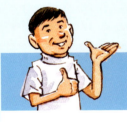

- 歯列矯正
- 歯内療法
- インプラント治療
- 補綴装置装着

術者として望んだ治療計画（Aプラン）を採用できた。歯列矯正、歯内療法、インプラント治療、プロビジョナルレストレーション装着、最終補綴装置装着。1|は残るはずだったが、治療途中の外傷により抜歯となった。

患者に対して行った説明・コミュニケーション

- 「矯正治療と、奥歯はインプラントが必要ですよ」。
- 患者から「手術回数はなるべくなら1回にしてほしい」「痛いことは1回で済ませてほしい」と言われた。したがって、そのような治療を採用することにした。

chapter 1-8 過度な咬合力の影響

歯列矯正

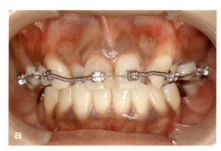
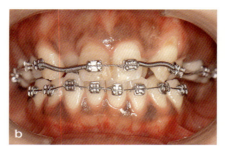
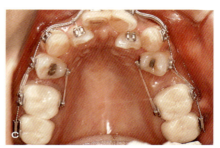
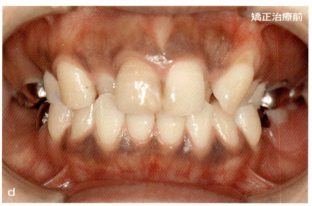
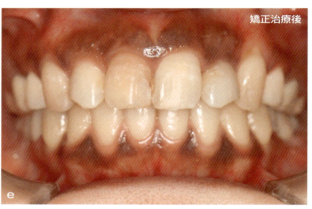

図2-a〜e　3 1｜、｜1 3間のスペースを確保して、上顎側切歯の被蓋を適正化した。しかしながら、矯正用アンカースクリューはこの当時まだ使用していないため、上顎大臼歯部の圧下ができていない。

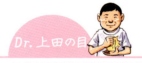

臼歯部においての歯頸ラインは咬合平面が基準となる

挺出歯の移動による圧下が困難な場合は、歯周外科で対応する。本症例では、上顎大臼歯部に対して骨削除をともなう切除療法による歯冠長延長術を応用することとした。

挺出歯移動による圧下が困難な場合

- 切除療法（骨削除をともなう）→ 付着歯肉の幅が十分
- 歯肉切除 → 付着歯肉の幅が十分
- 根尖側移動術 → 付着歯肉の幅が不足

Recommended material

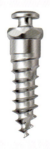

歯科矯正用アンカースクリュー　インデュース MS-II
（ジーシーオルソリー社製）
　筆者がこの症例を手がけたのちに使用し始めた矯正用アンカースクリュー。
【特徴】
- 独自のテーパー形状により皮質骨のサポートを向上。
- ガンマ線滅菌による高い安全性を実現。
- 粗面加工による生体親和性の高い表面性状。
- 埋入時の過度なストレスを軽減するためのラテラルカッティング・グルーブを採用。
- セルフドリリングによるシンプルな術式が可能。

第1章 本当に多い不正歯列をどう治す？

上顎左側：歯冠長延長術

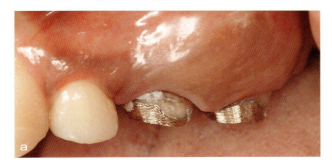
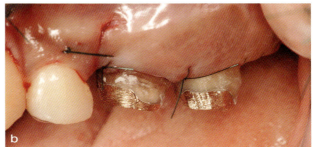
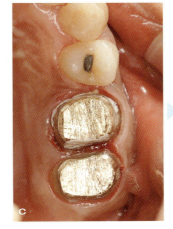
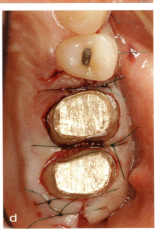

Clinical Point
大臼歯の骨削除においては、根分岐部に注意する。

図3-a〜d 十分な付着歯肉が存在する場合、骨削除をともなう切除療法を行う。臼歯部の咬合平面を設定し、歯冠高径の維持に努める。

上顎右側：歯冠長延長術

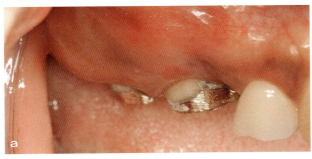
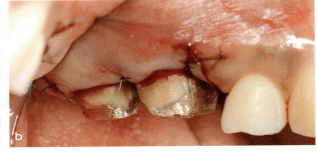
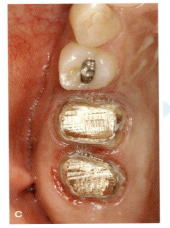
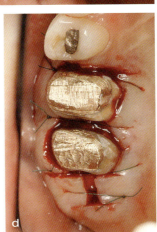

Clinical Point
歯間乳頭部の歯肉弁が寄り添うように、歯根間の骨整形を十分に行う。

図4-a〜d 左側と同様に右側臼歯部にも歯冠長延長術を行った。

chapter 1-8 過度な咬合力の影響

臼歯部：5の歯冠長延長術

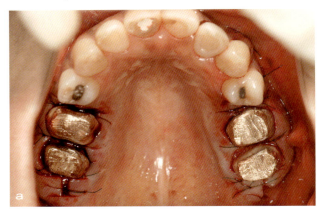
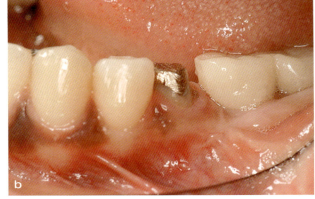
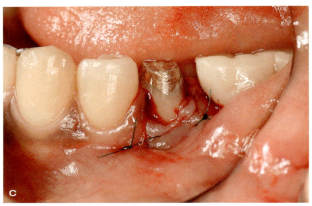
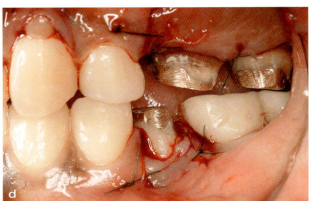

図5-a〜d 5周囲は付着歯肉がないため、根尖側移動術によって補綴装置を維持し、歯頸ラインの整合性をそろえた。1回での手術を望まれ、4か所いっぺんに手術を行った。

上顎左側犬歯部：結合組織移植＋歯冠長延長術

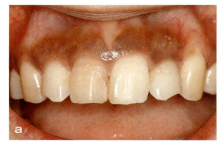
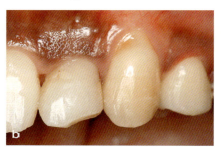
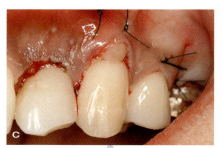
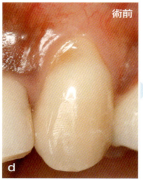
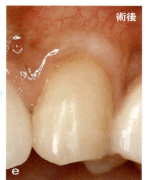

術前　術後

POINT
根面被覆は結合組織移植で対応。

図6-a〜e ディスタルウェッジにおいて、獲得した結合組織を3根面に移植した。2に関しては反対側と揃えるために、歯肉切除を行った。

第1章 本当に多い不正歯列をどう治す？

歯列矯正

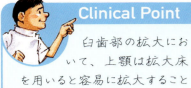

Clinical Point
臼歯部の拡大において、上顎は拡大床を用いると容易に拡大することが可能である。

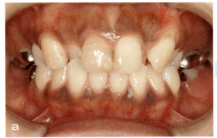
術前：2005年1月

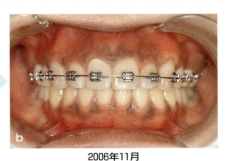
2006年11月

図7-a〜d　最終調整。上顎のアーチを拡大したかったため、拡大床を使って最終的なアライメントを行った。

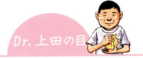

プロビジョナルレストレーションの厚みにより支台歯形成量を再考する

プロビジョナルレストレーションにおいて、薄ければ切削量が足りないため形成し直さなければならない。とくに前歯部おける唇側のリダクションはその後の審美性に影響を与え、舌側のリダクション不足は、咬合干渉となり、顎関節に負荷を与える。

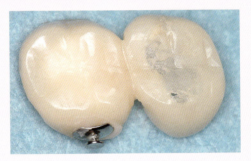

上顎両側臼歯部：歯肉圧排〜HIT印象〜最終補綴物装着

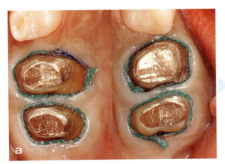
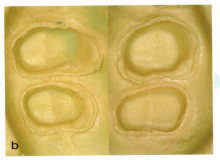
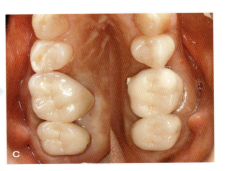

図8-a〜c　歯肉圧排は歯肉溝の状態により、圧排糸のサイズを変えている。

chapter 1-8 過度な咬合力の影響

フェイスボウトランスファー

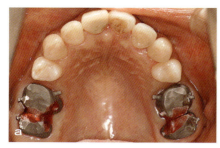 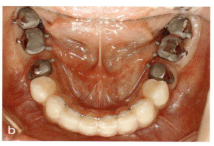 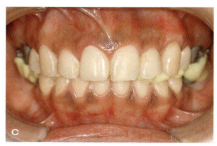

図9-a～c 平面の傾きを見るため、術中に幾度となくフェイスボウトランスファーを採得する。

Clinical Point
咬合平面の是正には、幾度となく試行錯誤を繰り返すことが大事である。

初診時と術後の比較

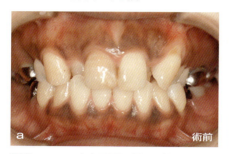 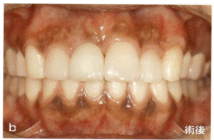 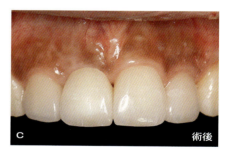

図10-a～c 咬合平面の是正がなされたが、転倒による外傷のため、1|はインプラントとなった。

Clinical Point
上顎前歯部は審美的要求度が高いため、より一層慎重にインプラントを埋入する必要がある。むやみに行うと、歯冠が長くなる傾向にある。

術後のデンタルエックス線写真

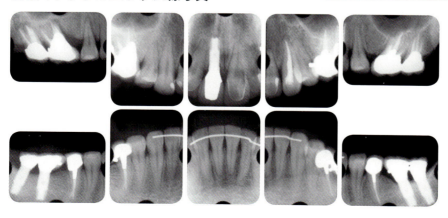

図11 右上臼歯部に新たな問題が見られる。術直後に見つかった。対合のインプラントの咬合力の強さのためと予想される。

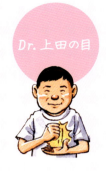

Dr. 上田の目

クレンチングへの対策

咬合力を分析する機器、ジーシー社のDePROS（デンタルプレスケール・オクルーザーシステム）を用いてフォースバランス（最大咬合力と重心点）を評価した結果、本症例の患者は咬合力が強い（1085.4N。普通は体重の10倍である）。この患者には過度な咬合力をもっていることを本人に意識をしてもらい、経過観察時に十分注意をする必要がある。

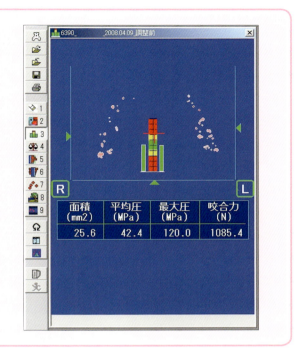

術後の顆頭の状態（パノラマエックス線写真）

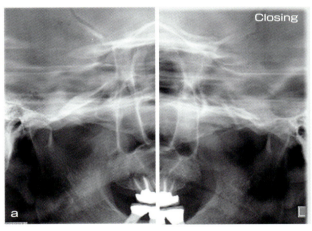
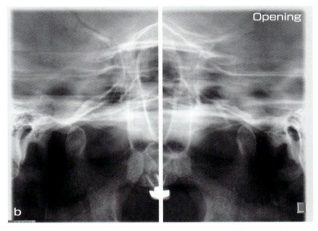

図12-a、b　若干であるが、右側において顆頭のフラットニング傾向が認められる。開口時には顆頭が関節結節を越え、顆頭の可動域は十分である。

Clinical Point

咬合力が強い患者においては、インプラントのコンプリケーションとして、対合歯の歯根破折をきたすことが多い。

破折した上顎左側臼歯部の抜歯とソケットプリザベーション

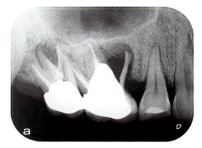
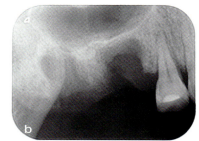
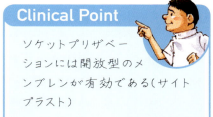

Clinical Point
ソケットプリザベーションには開放型のメンブレンが有効である(サイトプラスト)

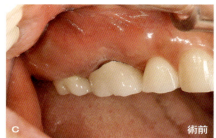
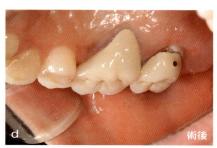
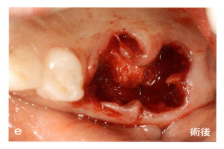
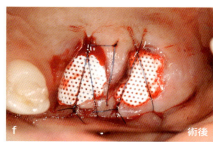

図13-a〜f ７６は残念ながら抜歯となり、ソケットプリザベーションを行った。

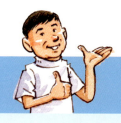

本症例のまとめ

やっと治療が終わったと思ったら、上顎右側の臼歯が破折して筆者も非常に驚いた。こうした事態が生じることからも、術前・術後のカウンセリングが非常に重要である。術後の歯根破折発生後は、現在うまくいっていない状況なども含めて説明しながら、真摯に対応すべきである。

また、術前にも「簡単に治る」とはそもそも言っていない。悪いところから説明をして、「残せるところは残しましょう」という説明から入る。そうすると、「ここがまだちょっと悪いですね」、という術後のカウンセリングができる。

悪くなりそうなところを予測して、注意喚起をしておかないと、のちのち患者とのトラブルに発展する可能性が高い。

第1章 本当に多い不正歯列をどう治す？

術後10年10か月経過時（2018年2月）

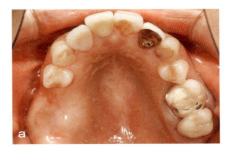
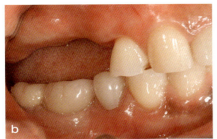
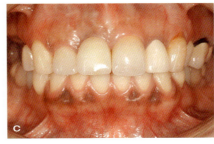
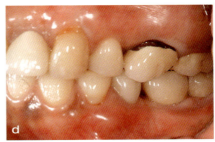
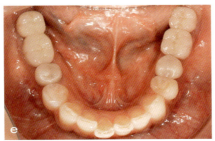

図14-a～e　口腔内写真においてパラファンクションのため補綴装置のやり替えに苦慮している。インプラントに対合する 7 6| は歯根破折のため抜歯となり、|6 7 は、補綴装置が破損している。ナイトガードを装着しているが、穴がすぐ開き、TCHを本人も自覚している。

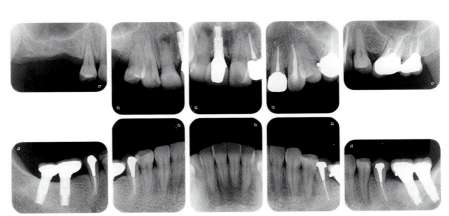

図15　|2 に根尖病変が認められ治療の必要性を説明。|4 の歯根膜の歯根膜腔の拡大が認められるが、他部位に関しては比較的安定している。

chapter 1-9 矯正とソフトティッシュマネジメントで歯頸ラインの整合性を獲得

01 もともと骨格性のⅢ級の患者への咬合再構成治療

初診時1999年症例
（Dr.上田40歳時）

1983 —— 1999 —— 2018

患者のバックグラウンド 　患者 33歳、女性　　初診 1999年7月　　主訴 きれいで噛めるようにしてほしい

- 遠方から来られた患者で、セカンドオピニオン希望していた。
- 物静かなおとなしい患者。
- 矯正をするのに、外科処置が必要と言われ、相談に来た。

初診時

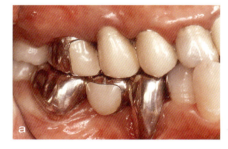
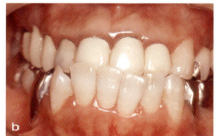
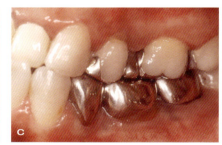
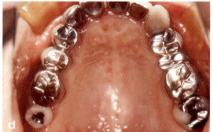
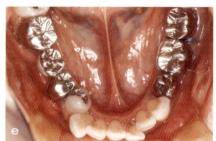

図1-a～f 初診時の口腔内およびデンタルエックス線写真。骨格性のⅢ級であり、歯頸ラインの整合性に問題を抱えていた。この時点では、患者と話だけをし、治療を行うことはしなかった。

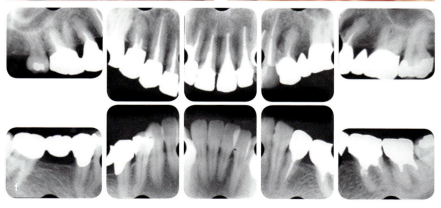

第1章 本当に多い不正歯列をどう治す？

再初診時

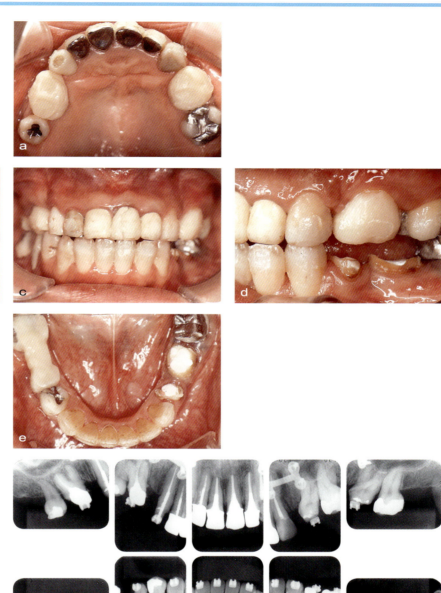

図2-a〜f 2002年9月、再初診時の口腔内およびデンタルエックス線写真。外科的矯正治療後、再来院。5̱はかなり低位に歯頸ラインが存在する。

この症例のポイント

歯の位置関係は治っているが、歯頸ラインの整合性がとれていない。

chapter 1-9 矯正とソフトティッシュマネジメントで歯頸ラインの整合性を獲得

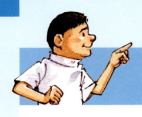

再初診時の考察 〜診査・診断〜

歯頸ラインの整合性をそろえるために外科的矯正後の再矯正が必要。矯正後、再根管治療、再補綴、ソフトティッシュマネジメントが必要と思われる。

症例難易度▶ 歯頸ラインの整合性を取るためにLOTおよびソフトティッシュマネジメントが必要である。

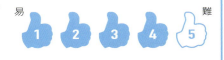

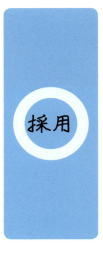

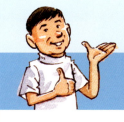

- 再根管治療・歯周治療
- 歯列矯正
- 下顎前歯部根面被覆
- 補綴治療

前歯部の再根管治療、下顎右側臼歯部の根面被覆、結合組織移植をまずは行うこととした。その後、歯列矯正を行い、6̄|、|3̄間のスペース確保、歯頸ラインをそろえるために|3̄、5̄|の挺出を行う予定とした。その後、全顎的に補綴治療を行い、治療終了へと向かっていく。

患者に対して行った説明

- 「ご自宅が遠いので、まとめて時間を取って治療は行いますが、再矯正も含めて時間はかかりますよ」。
- 「むし歯も多いので、矯正したり手術したりしなければいけないところが出てきます」。

第1章 本当に多い不正歯列をどう治す？

上顎前歯部：再根管治療・臨床歯冠長獲得術

Clinical Point
フェルールの獲得、歯頸ラインの整合性、および歯冠形態を意識して、臨床歯冠長獲得術を行う。

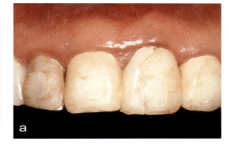
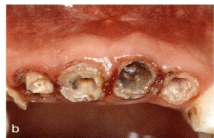
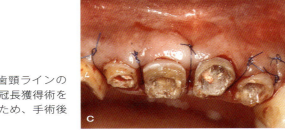
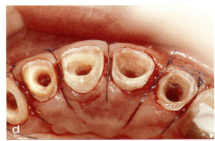

図3-a〜d　再根管治療と歯頸ラインの整合性を得るための臨床歯冠長獲得術を行った。遠方よりの来院のため、手術後コア形成も同時に行った。

下顎右側臼歯部：根面被覆＋結合組織移植、LOT、遊離歯肉移植

Clinical Point
7|遠心部は付着歯肉の獲得が困難なため、遊離歯肉を巻きつけるようにして固定をした。

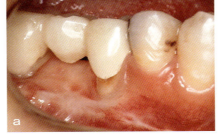
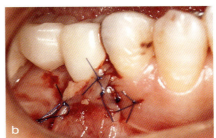
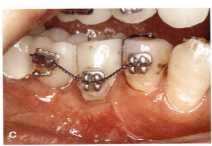
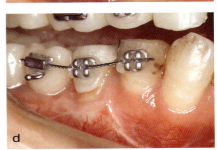
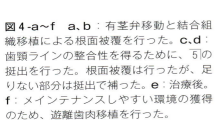
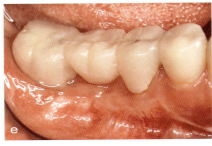
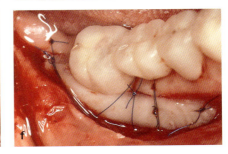

図4-a〜f　a、b：有茎弁移動と結合組織移植による根面被覆を行った。c、d：歯頸ラインの整合性を得るために、5|の挺出を行った。根面被覆は行ったが、足りない部分は挺出で補った。e：治療後。f：メインテナンスしやすい環境の獲得のため、遊離歯肉移植を行った。

chapter 1-9 矯正とソフトティッシュマネジメントで歯頸ラインの整合性を獲得

上顎：歯列矯正

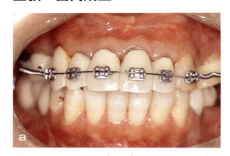 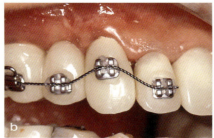 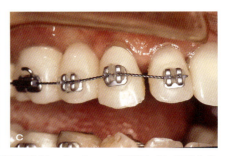

図5-a～c　a：|6、3|間のスペース確保のため、オープンコイルスプリングを使って矯正を行った。b、c：歯頸ラインの整合性を得るために、3|の挺出を行った。

下顎前歯部：根面被覆術

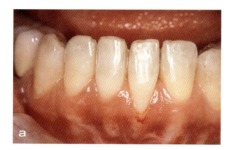 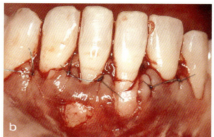 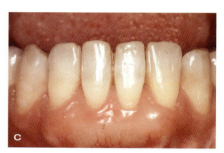

図6-a～c　歯肉が薄いため、|1にリセッションが生じた。そのため、上皮付結合組織移植による根面被覆を行った。バイオタイプを変えることで、歯周組織の安定を図る。

上顎前歯部：治療終了時

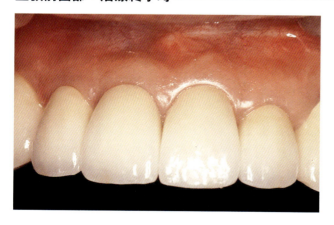

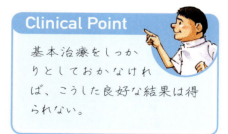

Clinical Point
基本治療をしっかりとしておかなければ、こうした良好な結果は得られない。

図7　治療終了時の上顎前歯部。発赤・腫脹もまったく見られない。

第1章 本当に多い不正歯列をどう治す？

治療終了時

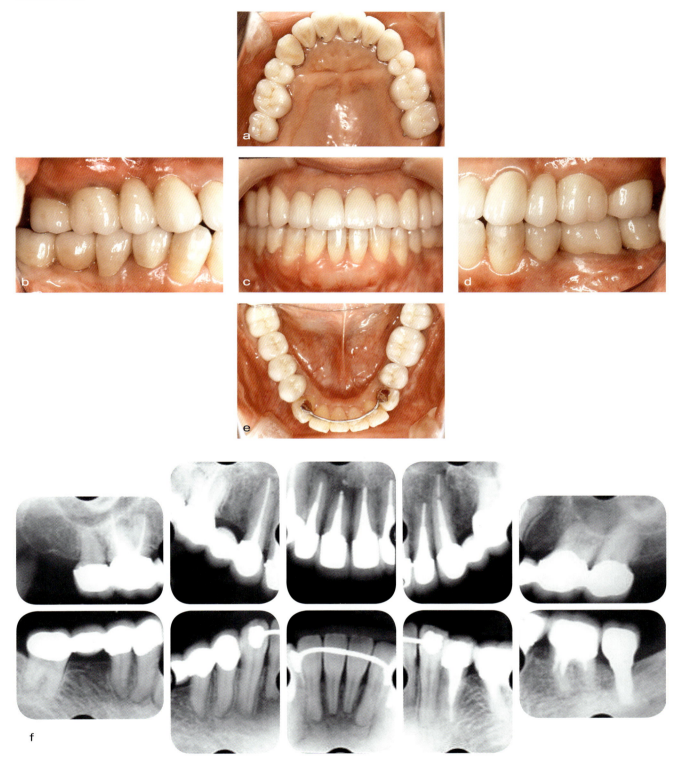

図8-a～f 治療終了時の口腔内およびデンタルエックス線写真。咬合平面をそろえ、左右シンメトリックなアーチを構築した。

chapter 1-9 矯正とソフトティッシュマネジメントで歯頸ラインの整合性を獲得

術後12年11か月経過時（2015年9月）

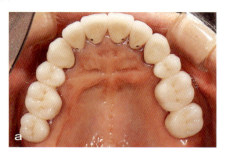
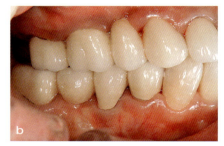
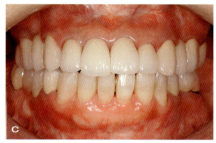
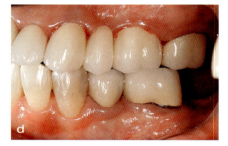
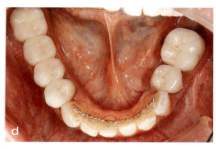
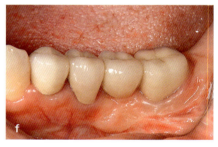
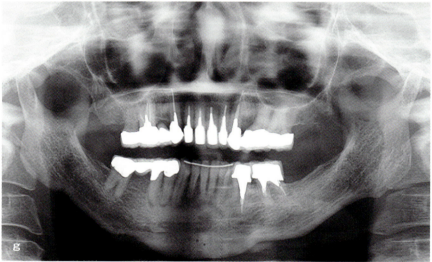

図9a〜g 「7がディスインテグレーションにより脱離したため、撤去した。最後臼歯のインプラントはより一層の咬合調整が必要である。

第1章 本当に多い不正歯列をどう治す？

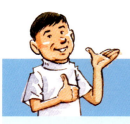

本症例のまとめ

　咬合再構成をするにあたって、基本的・審美的に患者の満足を得ることが重要である。本症例は審美的に歯頸ラインの整合性に問題があったが、それをそろえるためには、矯正治療や軟組織のティッシュマネジメントが必須である。また、それができれば、良好な結果を得ることができる。

　本患者は、女性で、骨格から推察すると咬合力が強くないため、比較的良好な経過をたどっている。

Recommended material

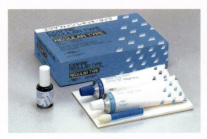 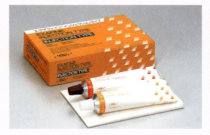 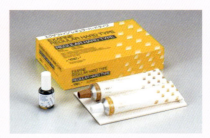

エクザファイン チューブ〈インジェクションタイプ〉〈レギュラータイプ〉〈レギュラーハードタイプ〉（ジーシー社製）
親水性により、マージン部や歯肉縁下まで素早く流れこみ、細部まで鮮明に印象採得できる。流動性の異なる3タイプから最適なタイプ選択が可能。シャープな硬化で、精度の高い印象採得が行える。

Recommended material

トライオートZX2（モリタ社製）
　トライオートZX2は、モーターと根管長測定機能が連動。より効率的な根管治療を可能にした。リアルタイムに根管内でのファイル先端位置を液晶画面に表示ができ、作業長位置で自動的にストップし、180度の反転を行うことで根尖を突き抜けることと、根管壁へのファイルの食い込みを予防する。また、ファイルを根管内に挿入すると自動的に回転するオートスタート機能、根管から抜くと自動的にストップするオートストップ機能も搭載している。
　さらに、穿通、グライドパスモードであるOGP機能、シェーピングモードであるOTR機能も搭載する。
　また、付属のファイルホルダーを使用することで、手用ファイルでの根管長測定が可能。2つの周波数で測定した根管インピューダンスの比を計算することにより、根管内がドライでもウェットでも根尖位置を高い精度で検出できる。また、見やすい液晶ディスプレイにより、ファイルの先端位置をわかりやすく示す。
　ファイル挿入感覚とメーター表示が連動し、ファイルの先端位置を容易に判別できる。ファイルの先端位置はアラーム音でも判別できる。

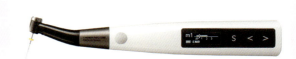

第 2 章

Mastering occlusal Reconstruction

いつの時代も難しい、
歯周疾患と向き合う

chapter 2-1 はじめに：歯周疾患症例における咬合再構成とは

1 歯周病症例における咬合再構成

　歯周病症例の咬合再構成で問題となるのは、歯周病罹患歯は歯槽骨吸収のために支持組織が喪失し、歯の動揺が認められることである。さらに、歯周病が原因で歯の欠損が生じると、アーチインティグリティー（歯列の連続性）が失われ、欠損部の隣在歯が倒れこみ、対合歯が挺出してきて、咬合干渉をともなった歯列不正となってくる。ほとんどの歯周病症例では歯列不正と歯の動揺が認められる、つまり、歯列不正の病態に歯周病の病態が加わっており、そのために咬合の安定は不確実で、咬合再構成の難易度は非常に高く、その対応は困難を極める。

　また、歯周病症例は悪化すればするほど歯周組織の実質欠損が大きくなり、歯槽骨の吸収や付着歯肉の不足など外部環境の状態も良好とはいえず、メインテナンスが困難かつ審美的に問題を生じることが多く、それらを改善するためには複雑な付加的処置が必要となる。

　歯周病が進行すると、咬合高径の低下による舌房の狭窄や、フレアーアウトによるスペースドアーチ（空隙歯列）が起こり、その結果、嚥下のための舌突出癖といった改善の難しい悪習癖を生じることとなり、さらに病態は悪化していく。歯周病が軽度の場合は局所的な対応で済むのでそれほど複雑ではないが、重篤になればなるほど全顎的で複雑な対応を迫られ、最終的には歯の動揺が強くなって欠損域が広がっていき、いわゆる咬合崩壊、多数歯欠損、無歯顎へと移行する。歯周病症例における咬合再構成では、歯周病がどのステージであるかによって対処法の難易度が大きく変わってくる。

2 歯周病症例への対処法

　歯周病症例の治療は複雑な処置が必要で、治療期間も長期にわたるため、歯科医師・歯科技工士・歯科衛生士の連携も重要であるが、何よりも患者の協力が必要不可欠である。したがって、徹底的な歯周治療を行うと同時に、歯科衛生士とカンファレンスしながら、患者に今の状態を認識してもらい、十分な動機づけを行う。また、治療期間が長期に渡るため、**表1**に示すような手順で段取りよく治療を進めていく。

　まず、明らかに保存不可能な歯と矯正治療でスペース確保に必要な歯の抜歯を行う。なお、クエスチョナブルな歯は、矯正治療終了後に判断する。

　歯周病症例では、徹底的な歯周治療が必要であり、まずはプラークコントロール、スケーリング、ルートプレーニングなどの歯周基本治療からスタートしていく。また、それと並行して歯内療法を開始していくが、明らかに根尖に病変があり、治療期間が長くかかりそうな部位から着手する。そして、歯内療法の必要な歯が多数の時は、片側の上下顎で歯内療法を施し、その間は、反対側で食事をしていただくようにする。歯内療法終了後は速やかに支台築造をし、プロビジョナルレストレーションを装着して、反対側の治療に移行する。

　歯内療法の目処が立てば、再評価後に、必要な部位に対して内部環境の整備のための歯周外科を施術する。歯列矯正を行うにあたっても、歯石などの起炎因子をあらかじめ取り除いておかないと、圧迫側の歯槽骨の吸収が進む恐れがあるため、できれば歯周外科を先に行い、しっかりとデブライドメントが終了した状態、つまり内部環境を整えたうえで矯正を行うことが望ましい。

　歯周病症例の歯列不正も矯正での対応となるが、支持組織の吸収が認められるために歯が動きやすいこともあって、比較的容易にアライメントが可能である。しかし、弱い力で慎重に行わないと、骨吸収が生じ抜歯に至ることもある。また、中等度から重度の歯周病症例では補綴前矯正となることが多く、ラウンドワイヤーによるレベリングのみで矯正終了となることが多い。

　歯列矯正が進んでくると、付着歯肉不足でプラークコントロールが困難な部位や、歯肉退縮などで審美的に問題が生じてくることがあるので、ペリオドンタル・プラスティックサージェリーを施して改善を図る。

　最終的な補綴設計は、プロビジョナルレストレーションによるトライアンドエラーで決定する。特にCRレシオ（歯冠－歯根比）の悪い中等度から重度の歯周病の場合は、たとえ再生療法を行ったとしても動揺の完全な収束

第2章　いつの時代も難しい、歯周疾患と向き合う

表1　治療の手順（歯周治療・歯内療法）

	治療手順	行う処置	
1	明らかに保存不能な歯の抜歯	骨再生を狙って挺出させる場合は除く	
2	歯周初期治療	プラークコントロール・ルートプレーニング	
3	歯内療法	根尖部の病変の大きさなどを考慮し、カルシウム製剤による仮根充が必要な場合は早期に治療を開始する	
4	歯周初期治療の再評価	視診・プロービング	
5	歯周外科処置 - 内部環境の整備	根面のデブライドメントを行う	
6	歯列矯正	咬合平面・歯列の是正	
7	歯周外科処置 - 外部環境の整備	審美的に問題のある部位やプラークコントロールが困難な環境を整備	
		ペリオドンタル・プラスティックサージェリー	遊離歯肉移植術・結合組織移植術・有茎弁移動術
8	最終プロビジョナルレストレーション	最終補綴装置の補綴設計を決定する	
9	最終補綴装置の作製	プロビジョナルレストレーションを評価し、それをデュプリケートする	
10	最終補綴装置装着		
11	メインテナンス		

を図ることができないため、補綴装置による連結固定を余儀なくされる。連結範囲は、プロビジョナルレストレーションを装着して偏心運動などをさせたうえで、上顎の歯の頬側に人差し指をあてがい、フレミタスを触知しながら決めていく。

　最終プロビジョナルレストレーションにおいて、術者と患者がともに審美的・機能的な満足を得たうえで、それをデュプリケートして補綴装置の作製となるが、歯周病症例は歯周組織の実質欠損が大きいほど、審美的には歯冠高径が長くなりがちで、機能的には歯の動揺のために咬合の安定を得ることが難しい。そして、重度になればなるほど難易度が高くなっていく。

　また、歯周病症例ではリスクファクターが多く存在し、いかにその改善を図ったとしても、長期にわたる予知性を実現するためには、補綴治療終了時点がスタートであると考え、きめ細かなメインテナンスが不可欠であり、変化していく口腔内に即座に対応する必要がある。歯周病症例の治療は複雑で長期間に及ぶが、それよりもメインテナンスでの患者との付き合いのほうがはるかに長いわけで、メインテナンスは歯周病を安定させる治療として積極的に行われなければならない。また、再治療を余儀なくされることも多いため、患者との良好な人間関係の構築は必須である。

chapter 2-2 日常臨床で遭遇する歯周疾患の進行パターン

　歯周病の進行は、不良なプラークコントロールが原因で歯石が歯根面に沈着し、さらに根尖側に上皮が徐々にダウングロースしていき、歯槽骨の吸収が進行していくことから始まる。

　一般的に歯周病の原因は歯周病細菌による感染であるのは周知の沙汰であるが、咬合干渉やパラファンクションなどの「歯に加わる過剰な力」でも、歯周組織に炎症を惹起し、歯槽骨の吸収を助長するのは当然のことではないかと考える。

stage 1 臼歯部

　歯周病は、プラークコントロールが困難で大きな咬合力のかかる臼歯部においてスタートする（stage 1）。また、力のかかる方向が歯軸方向であればそれほど問題とはならないものの、臼歯部歯冠形態は複雑であり、構成要素として咬頭や隆線などがあるため、理想的な位置関係でないかぎり、咬合干渉となり得る箇所が多数存在し、側方力や回転力が歯に加わりやすい。また、歯列不正などがあればさらに重篤となってくる。

　やがて歯周病の進行にともない、歯槽骨吸収が進み、支持組織が喪失した歯は、確実な咬合支持の役割を果たせなくなり、動揺や沈下を繰り返し、やがて臼歯部の咬合高径が低下してくる。

stage 2 上顎前歯部

　さらに進行したstage 2では、臼歯部の咬合高径の低下が及ぼす影響で、慢性的に下顎の前歯部切縁が上顎前歯部の基底結節を突き上げて歯に過剰な力を加えてくる。

　上顎前歯部は比較的プラークコントロールが容易で、単根であるため歯周病もコントロールしやすい部位ではあるが、臼歯部における歯周病が原因で確実な咬合支持が不足した場合、下顎前歯による突き上げの力は単根で唇側歯槽骨の薄い上顎前歯部においては過剰な負担となり、やがて骨吸収を惹起していく。上顎前歯部まで歯周病が進行した場合、さらに咬合の安定は不確実となってくる。

stage 3 歯周病の進行を助長

　Stage 3では上顎前歯部の歯周病が進行し、下顎前歯の突き上げにより唇側方向に力がかかるためフレアーアウトしていき、空隙歯列となる。空隙歯列は嚥下の際に問題を生じてくる。嚥下とは食物を飲み下すことで、舌の挙上と頬の筋肉の収縮などによって口腔内圧を高め、食物塊は随意的あるいは反射的に口腔から咽頭に送られる。つまり嚥下の際は、口腔内を陰圧に保つ必要があり、舌がその空隙を埋めようとする動きが不随意に始まり、舌突出癖を生じてくる。舌突出癖での舌圧は、正常嚥下をする人の2倍以上と言われており、歯にかかる過剰な力が歯周病の進行を助長していく。この状態まで進行すると、多くの歯が動揺をともなう歯列となるため、咬合の安定を図ることも困難となり、徐々にではあるが咬合高径がさらに低下してくる。

stage 4 咬合崩壊

　Stage 4はいわゆる咬合崩壊である。全顎的に歯周病が進行すると、咬合高径がさらに低下してくる。咬合高径の低下は舌房の狭窄をもたらし、フレアーアウトが進行する。舌房の狭窄でスペースのなくなった舌は、後方に引かれ気味となり、それと連動した舌骨上筋群の影響で舌骨が気道を狭窄し、睡眠時無呼吸症候群と類似した病態をとる。睡眠時無呼吸症候群は高血圧、脳卒中、狭心症、心筋梗塞などのリスクを高めることが知られており、全身状態にも大きな影響を与える。口腔内では、最終的に重度歯周病が原因で歯が喪失し、欠損域が拡大してくる。

　以上、大まかな歯周病の進行パターンを解説したが、すべての症例に当てはまるわけではなく、部位特異的に歯周病が生じる例も存在する。部位特異的な歯周病においても主原因はバイオフィルムからくる細菌感染ではあるが、咬合からくる「歯に加わる過剰な力」の関与は否めないと考えている。

第2章　いつの時代も難しい、歯周疾患と向き合う

stage	術前	術後
1	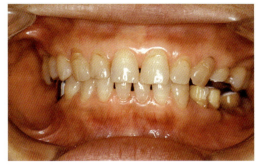	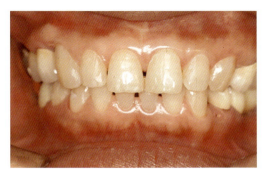

臼歯部において、歯周病が進行し、咬合高径が低下してくる。

2	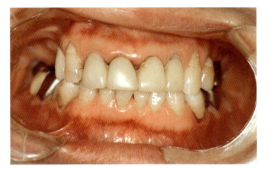	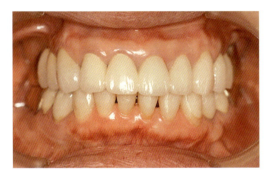

咬合高径の低下にともない、下顎前歯の突き上げが起こり、上顎前歯の歯周病が進行していく。

3	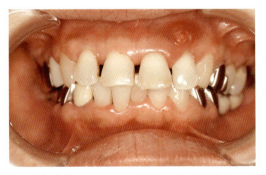	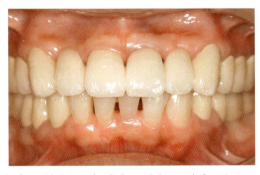

上顎前歯部においてフレアーアウトをきたし、舌の突出癖が始まり、歯周病の進行が助長される。

4	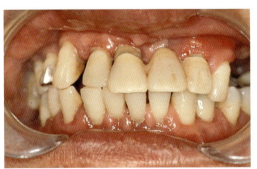	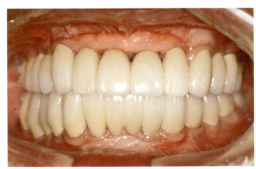

咬合高径の更なる低下にともない、舌房の狭窄が進み、フレアーアウト・歯周病が進行し、いわゆる咬合崩壊となっていく。

chapter 2-3 歯周疾患に罹患した患者の咬合における問題点

01 咬合支持歯が歯周疾患に罹患した症例：Stage1

初診時1992年症例
（Dr. 上田32歳時）

1983 — 1992 — 2018

> **患者のバックグラウンド**　患者 45歳、女性　初診 1992年11月　主訴 左側の痛み
>
> - おとなしそうな患者。
> - 無口であまりしゃべらない。
> - 歯科治療に対しては十分に協力的。

初診時

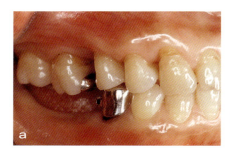
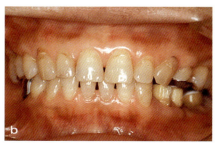
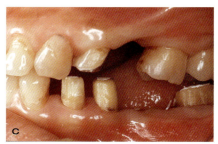
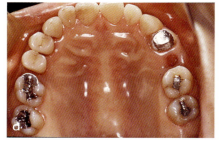
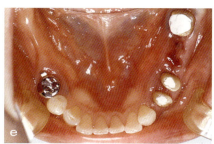

図1-a～f　初診時のデンタルエックス線写真および予後不良歯抜歯後の口腔内。臼歯部において骨吸収が認められる。5 4 3|の口蓋部が発赤しており、力の関与が疑われる。

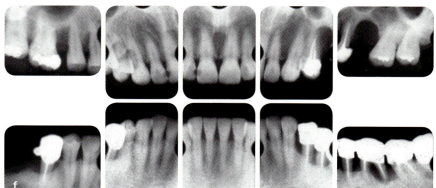

この症例のポイント
臼歯部の歯周病の進行のため、臼歯部の咬合高径が低下している。

第2章 いつの時代も難しい、歯周疾患と向き合う

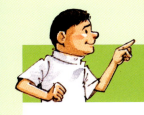

初診時の考察 〜診査・診断〜

咬合支持歯が歯周疾患に罹患している。5|、6|、76|欠損。|543、|5、|45骨縁下欠損、プロービングポケットデプス：6〜8mm、動揺度：M2〜M3。|543に負担がかかって歯の位置移動。|543口蓋部は歯肉の腫脹が見られる。

症例難易度▶ 臼歯部においての歯周病であり、歯列不正は軽度である。

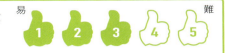

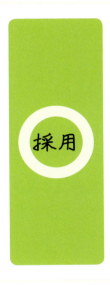

抜歯、初期治療

歯周外科

|54 挺出

プロビジョナルレストレーション、最終補綴

予後不良歯の抜歯、歯周初期治療後、歯周外科を行う。また、ポケット底部の底上げ、歯槽骨の平坦化、歯冠ー歯根比の改善のため、|54の矯正的挺出を計画した。なるべく歯を残したいという患者の希望から、使用するインプラントは必要最低限にとどめた。

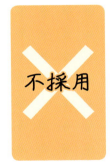

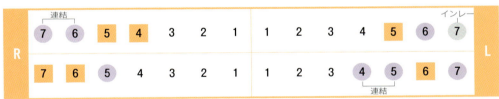

|54、|5にインプラント埋入を行う。歯周病罹患歯をなるべく残したいとの希望から、最小限のインプラントで処置したいため、この治療計画は用いなかった。

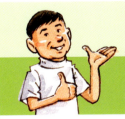

患者に対して行った説明・コミュニケーション

- 「このまま放置すると、どんどん歯が抜けていきますよ」。
- 「今治療をしないと手遅れになりますよ」。
- 上記の治療計画の説明を丁寧に行った。
- そのうえで、患者は「残せる歯は残してほしい」と要望した。

chapter 2-3 歯周疾患に罹患した患者の咬合における問題点

下顎左側臼歯部：歯周外科、抜歯、プロビジョナルレストレーション

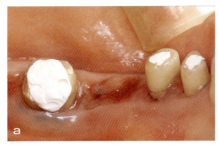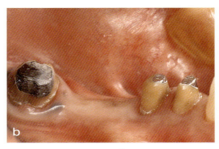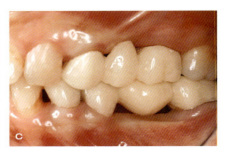

図2-a～c　スケーリング、歯周外科、自然挺出を行ったのち、プロビジョナルレストレーションを装着。

下顎右側臼歯部：MTM

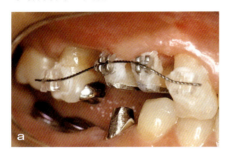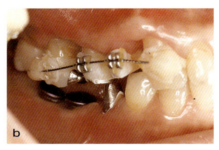

図3-a、b　ポケット底部の底上げ、歯槽骨の平坦化、歯冠−歯根比の改善のため矯正的挺出を行った。

上顎右側臼歯部：プロビジョナルレストレーション

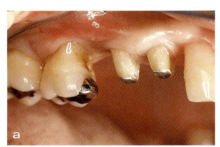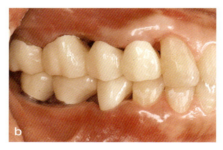

図4-a、b　歯周組織の安静を図り、プロビジョナルレストレーションにて最終補綴の設計を行った。

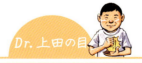
Dr.上田の目

CRレシオ（歯冠−歯根比）の改善

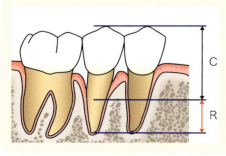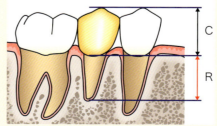

歯を挺出することで支持組織のボリュームは変化しないが、臨床歯冠長は短くなり、結果的に歯冠−歯根比の改善につながる。

第2章 いつの時代も難しい、歯周疾患と向き合う

治療終了時

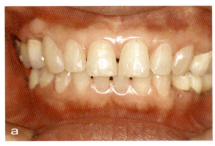
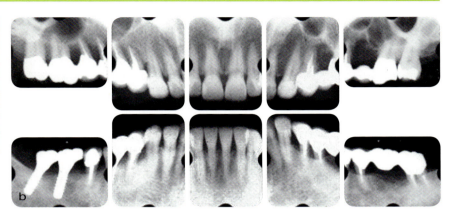

図5-a、b 咬合平面をなるべくそろえ、左右シンメトリックなアーチを構築した。

治療終了時

Clinical Point
この当時のインプラント上部構造の作製は、大臼歯の頬舌径を2／3にするというコンセンサスが得られていた。

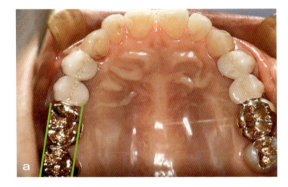
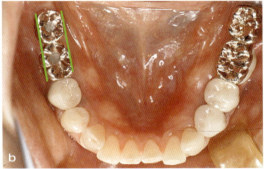

図6-a、b 治療後の咬合面観。右側大臼歯部の頬舌面の幅径が狭く、咀嚼サイクルの幅が狭くなる。

下顎右側臼歯部：治療遍歴

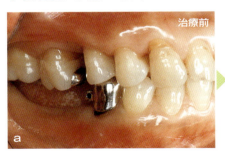
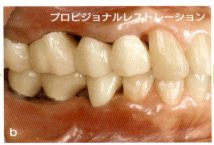
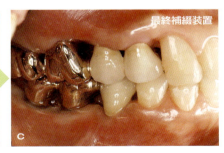

図7-a〜c 確実な咬合支持を獲得することで、残存歯の負担軽減に寄与する。

chapter 2-3 歯周疾患に罹患した患者の咬合における問題点

上顎右側臼歯部：最終補綴装置装着後の治療遍歴

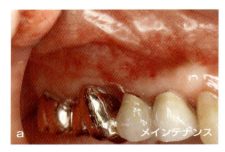
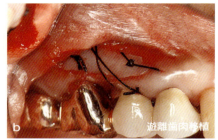
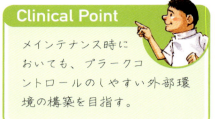

Clinical Point
メインテナンス時においても、プラークコントロールのしやすい外部環境の構築を目指す。

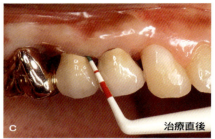
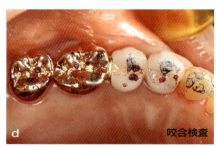

図8-a～d　遊離歯肉移植を行い付着歯肉の不足でプラークコントロール困難な環境を整備する(a、b)。また、この当時は、歯の側方圧への負担を軽減するために、オクルーザルコンタクトをセントラルフォッサラインの付近に求めている(c、d)。

右側側方面観：経年的変化

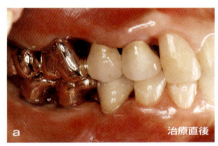
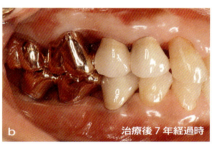
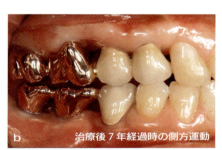

図9-a～c　健全歯に対してはごく普通に働く力でも、歯周疾患に罹患した歯では過剰な負担となってしまう。3|遠心部は骨吸収が見られたため、5 4 3|のグループファンクションで7 6|インプラントのディスクルージョンを図る。メインテナンスにおいて、3|の咬合調整、歯冠形態修正を少しずつ行ってきた。

Clinical Point
人指し指を上顎頬側面に当て、固定し、偏心運動の際の歯の動きを触診する。

第2章　いつの時代も難しい、歯周疾患と向き合う

右側：治療前後のデンタルエックス線写真

Clinical Point
咬合再構成では、歯周病で動揺の認められる歯は連結固定を余儀なくされる。

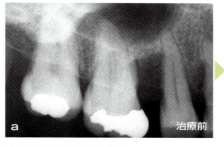
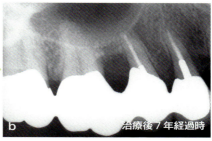
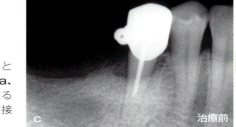
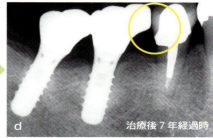

図10-a～d　上顎は、7 6̲ 挺出の改善と5 4̲ の負担軽減のため、連結固定した（a、b）。下顎は機能時にかかる回転に対する力に拮抗させるためにコンタクトを面接触としている（c、d）（黄色丸印）。

左側：治療前後のデンタルエックス線写真

Clinical Point
抜歯後の骨再生は、両隣在歯の歯根膜と頰側口蓋側の残存骨で顎堤の形態が変化する。

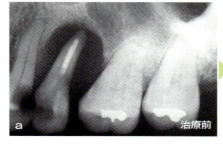
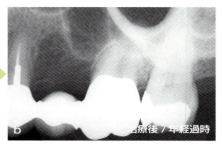
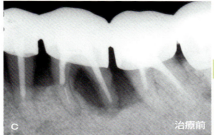
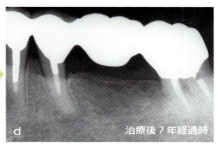

図11-a～d　5̲、6̲ はブリッジで対応するも、歯周組織の安定は図られている。

本症例のまとめ

　本症例はアイヒナーのB1症例であり、患者はさほど不自由と感じていないが、ステージがこれ以上進まないために、しっかりとした処置が必要である。実際の治療計画では、なるべくインプラントを最小限に抑えて咬合再構成を行った。
　インプラントは確実な咬合支持を獲得し、歯周病で支持組織が脆弱な残存歯の負担を軽減するには、大変有効である。

chapter 2-3 歯周疾患に罹患した患者の咬合における問題点

02 臼歯部および前歯部が歯周疾患に罹患した症例：Stage2

初診時1996年症例
（Dr.上田37歳時）

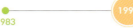

患者のバックグラウンド

 45歳、女性　 1996年6月　 ⑧7⑥ブリッジの動揺

- 建設業の社長の奥様。
- 遠方から来院されている。
- コミュニケーションは図りやすい患者。

初診時

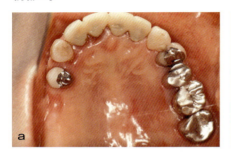
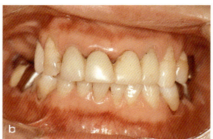
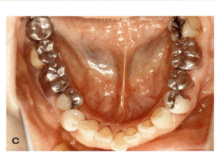
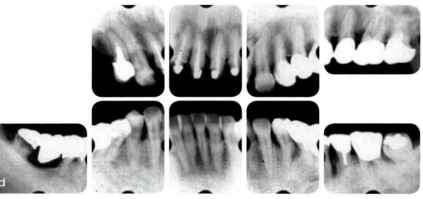
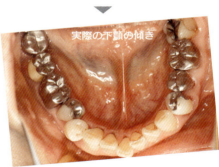

図1-a〜f　術前の口腔内およびデンタルエックス線写真。臼歯部上顎前歯部と骨吸収が認められ、根尖病変が散在している。上顎右側咬合支持不足のため、上顎前歯部口蓋側に発赤・腫脹が認められる。右側臼歯部欠損のため、左側片側噛みの影響か、下顎左側が舌側傾斜している。

この症例のポイント

臼歯部歯周病、偏側咀嚼のため、咬合高径が低下して、上顎前歯の突き上げが起こり、歯周病が上顎前歯部まで及んでいた。

第2章　いつの時代も難しい、歯周疾患と向き合う

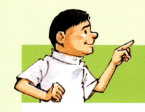

初診時の考察 〜診査・診断〜

　薄い歯肉、アタッチメントロスの存在、狭い口腔前庭、小帯付着異常、歯肉縁下う蝕、下顎位の右側への偏位、歯肉退縮、楔状欠損が認められる。また、エックス線からは中等度〜重度の歯周病／根尖病変が散在している。
　さらに、咬合面観からは、歯列不整、歯軸の傾斜、歯の位置異常、歯周病の進行、咬耗、セントラルフォッサラインの異常、右側顎関節の圧縮がみられる。態癖（左側からの力により歯列不正をきたしている）が考えられる。
　上顎右側臼歯部に歯がないため、偏側咀嚼となっている。

症例難易度 ▶ 大きな下顎位の変更はないが、矯正、歯周外科処置、インプラント…etcがからんでくる。

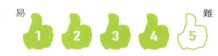

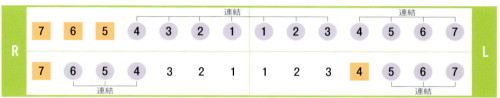

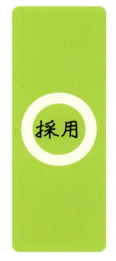

- 上下インプラント治療
- エンド・ペリオ処置
- プロビジョナルレストレーション
- 最終補綴装置

　咬合力を分配し咬合の安定を図るためには、支持組織が喪失した歯において、補綴による連結固定を行う必要がある。また、早期に咬合支持が欲しいので、右上インプラント治療、右下インプラント（インプラント先行）治療を先行して行い、歯内療法・歯周病の処置をして、プロビジョナルレストレーション、最終補綴装置の装着、という順番で行う計画とした。

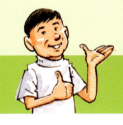

患者に対して行った説明・コミュニケーション

- 「奥に歯を入れないといけませんよ」。
- 「インプラントが必要ですよ。でないと歯がどんどん抜けていきます」。
- 「矯正治療を絡めないと、きれいな仕上がりになりませんよ」。

chapter 2-3 歯周疾患に罹患した患者の咬合における問題点

プロビジョナルレストレーションによる補綴設計の模索

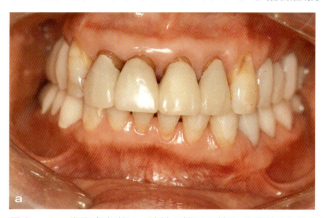 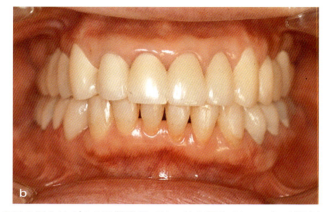

図2-a、b　歯周病患者は、連結の範囲の特定が重要である。この症例の場合は 2|2 の連結範囲では、前方運動時に、2|2 が頬側に振れ、アンテリアガイダンスは不安定になる。そのため、連結範囲を 4＋3 まで拡大した。

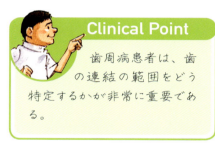

Clinical Point
歯周病患者は、歯の連結の範囲をどう特定するかが非常に重要である。

術前・術後の口腔内

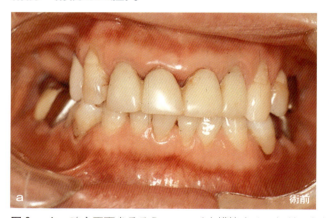 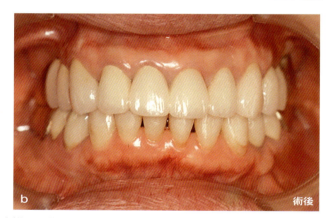

図3-a、b　咬合平面をそろえ、アーチを構築することができた。病態は改善できている。

Clinical Point
歯周病患者において、いかにプラークコントロールしやすい環境づくりをできるかがキーとなる。

術後の咬合面観

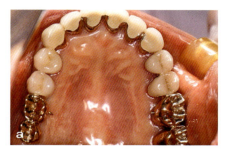
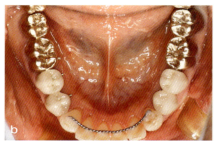

図4-a、b　左右シンメトリックな、広めのアーチを構築している。

術後のデンタルエックス線写真

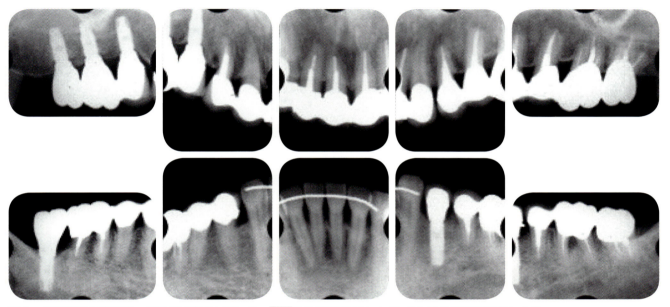

図5　歯槽頂線の確認で、歯周病は安定している。$\overline{6|6}$の分岐部病変はメインテンスの最重要箇所となる。

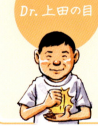

歯周疾患症例と矯正治療の必要性

　歯周疾患症例に関しては、歯の位置異常が顕著なため、矯正治療を治療計画にからめる必要があることが必然的に多くなる。したがって、治療後の状態を予想し、慎重にプランニングすることが求められる。

chapter 2-3 歯周疾患に罹患した患者の咬合における問題点

上顎左側臼歯部：エンド・ペリオ病変の処置

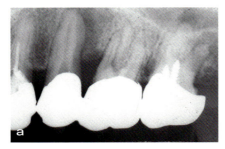
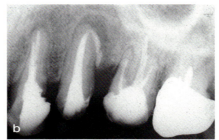
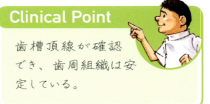

Clinical Point
歯槽頂線が確認でき、歯周組織は安定している。

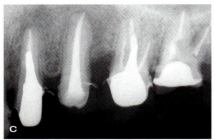
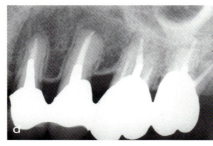

図6-a～d　エンド・ペリオ病変については、歯内療法により根尖病変を収束させてから、歯周外科処置を行う。

下顎右側臼歯部：遊離歯肉移植術

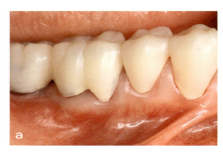
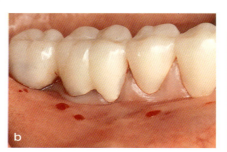

Clinical Point
遊離歯肉は7|の遠心に巻きつけるように移植し、付着歯肉を獲得している。遊離歯肉移植術は施術法でその後の予後が変わってくるので、十分慎重に行う。

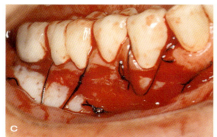
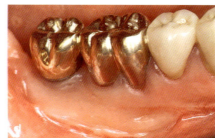

図7-a～d　歯およびインプラント貫通部の付着歯肉の存在は、その後のメインテナンスが有利となる。

POINT

外部環境の改善のための遊離歯肉移植術
移植片が生着し周囲の角化歯肉から再生が起こる。

治療終了後の側方面観

Clinical Point
上顎頬側咬頭頂が下顎頬側咬頭外斜面をグリップするようにしているが、今みると窮屈で遊びのない咬合となっている。

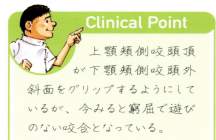
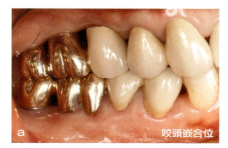
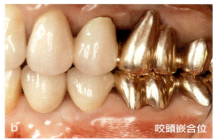
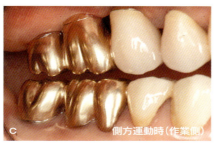
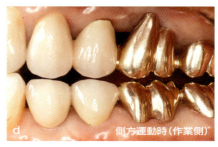

図8-a〜d　この当時の考えはポイントセントリックで、下顎がズレないように咬合を付与している。

メインテナンス時の口腔内（2011年12月）

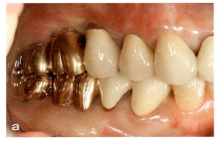
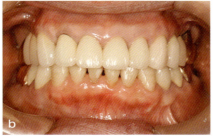
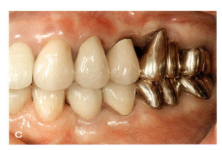
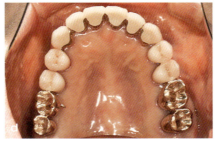
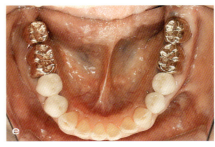

Clinical Point
生体はつねに変化し、歯肉のリセッションなどの問題が生じてくる。

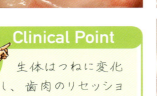
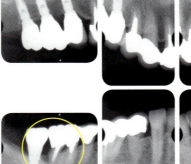
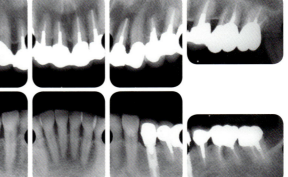

図9-a〜f　術後約13年。多少の歯肉の退縮が認められるが、6遠心において骨吸収が認められる。

chapter 2-3 歯周疾患に罹患した患者の咬合における問題点

下顎右側臼歯部の経年的変化

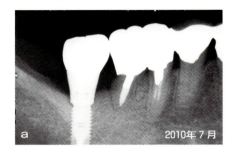
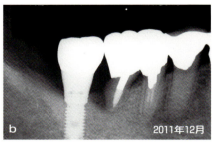

図10-a、b 2010年7月から2011年12月にかけて患者は軽い脳梗塞を患い、来院が途絶えた。その間に、6遠心に骨吸収が見られた。

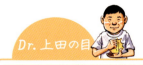

患者の個体差：フェイシャルの形態と咀嚼運動のパターンの関係

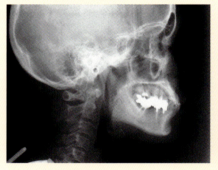
ブラキオフェイシャル

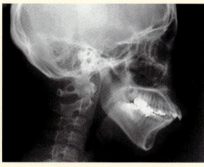
ドリコフェイシャル

傾向としてブラキオフェイシャルの患者はグラインディングタイプになるので、咬頭傾斜角は緩やかになる。一方、ドリコフェイシャルの患者はチョッパータイプになりやすいので、咬頭傾斜に角度を付けることができる。

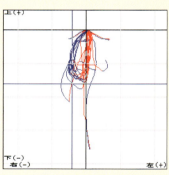
グラインディングタイプ
- 顆頭間距離が長い
- 顔面形態が方形
- 咬頭傾斜角度が緩やか

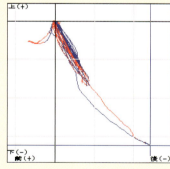
チョッパータイプ
- 顆頭間距離が短い
- 顔面形態が面長
- 咬頭傾斜角度が急角度

加齢とともに
顆路傾斜角度は緩やか
咬頭傾斜角度も緩やか になっていく。

第2章　いつの時代も難しい、歯周疾患と向き合う

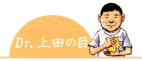

顎骨の加齢変化

　顎関節は顎骨の加齢変化、とりわけ歯の喪失により、形態や機能の著しい変化を生じる。また、関節結節は高さを減じ、下顎窩は浅くなる。そして下顎頭は小さくなる。

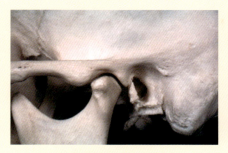
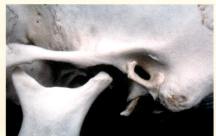
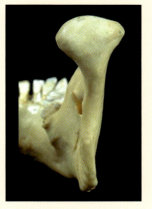
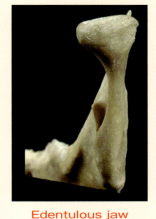

Dentulous jaw　　　　　Edentulous jaw

文献2・井出吉信，阿部伸一，上松博子，坂英樹，御手洗智（2001）より転載。

Recommended material

歯科用Er：YAGレーザー装置　アーウィン アドベール Evo（モリタ製作所社製）

　Er:YAGレーザーの最大の特徴は、組織表面吸収型のレーザーであり、水に対して特異的に吸収特性を持つことである。水分を含んだ生体組織に対する蒸散能力が高く、熱の発生が少ないため「痛み」が非常に少ないということが挙げられる。患者の「痛み」を軽減することは、双方にとって大きなメリットがある。また、Er:YAGレーザーは、蒸散する反応が照射部位の表層に限定されるため、透過光による組織深部への影響が少なく、組織に対して「侵襲」も少ない。安全かつ有効に使用できる装置である。

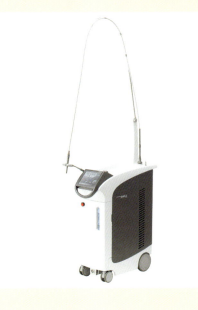

chapter 2-3 歯周疾患に罹患した患者の咬合における問題点

術後17年4か月経過時の口腔内（2015年10月）

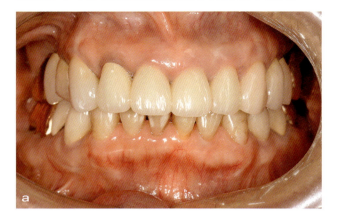
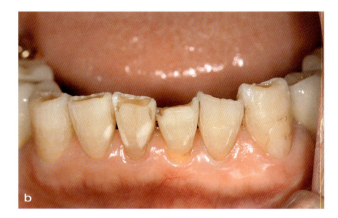
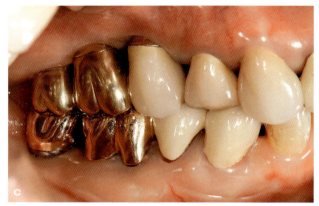
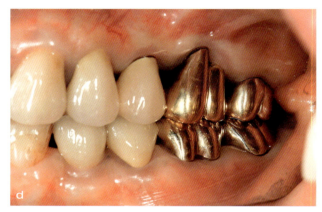
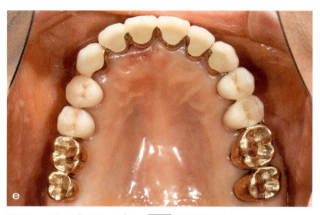
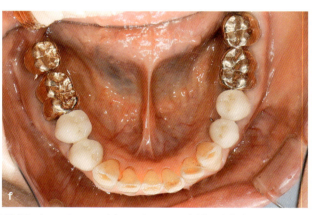

図11-a〜f　4|はチップし、|7 6|の頬側は骨が膨隆している。下顎前歯部においてエロージョン（erosion）が認められ、ストレスによるパラファンクションが疑われる。

術後17年4か月経過時のデンタルエックス線写真（2015年10月）

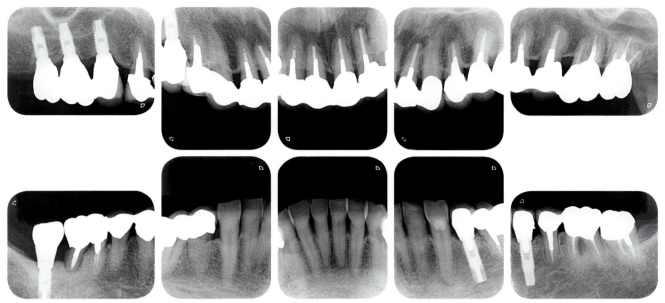

図12 メインテナンスにより、歯周組織も安定している。この間歯周病による急性発作は起こしておらず、うまく管理できている。

下顎右側臼歯部のさらなる経年的変化

図13-a、b デンタルエックス線上では、骨吸収の再発から3年10か月、改善傾向が認められる。

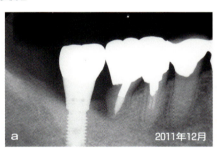
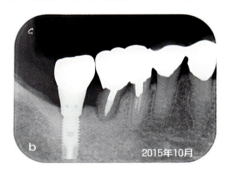

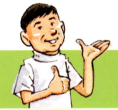

本症例のまとめ

　とくに歯周病患者の場合、メインテナンスが非常に重要である。治療もしっかりしなければいけないが、咬合も含めて、必ず口腔内が変化していくので、注意深い経過観察が必須である。実際の治療期間と比べ、その後のメインテナンス期間のほうがはるかに長い。

　なお、Er:YAGレーザーは、術者、患者ともに負担なく、とくに高齢者のポケットメインテナンスに有効である。

chapter 2-4 全顎的に中等度の歯周疾患

01 歯周疾患に罹患し、上顎前歯部がフレアーアウトした症例：Stage3

初診時2004年症例
（Dr.上田45歳時）

1983 ── 2004 ── 2018

> **患者のバックグラウンド**　患者：56歳、女性　初診：2004年3月　主訴：前歯が腫れてグラグラする
>
> ・説明に納得はするけれど、治療に対して消極的。
> ・決断力が弱い。慎重といえば慎重だが、治療に関する話がスムーズに進んでいかない。

初診時

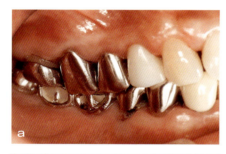
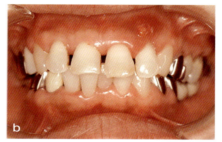
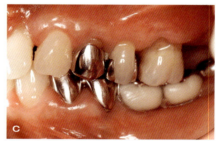
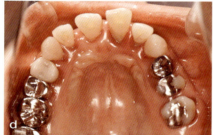
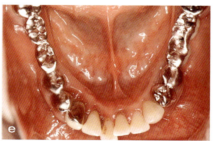

図1-a～f　術前の口腔内およびデンタルエックス線写真。全顎的に発赤・腫脹・歯列不正が認められ、臼歯部、上顎前歯部において骨吸収が著しい。6┘はⅢ度の分岐部病変となっている。

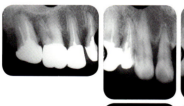
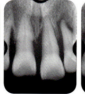
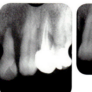
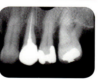
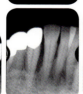
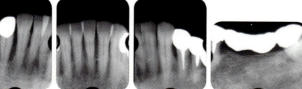

この症例のポイント
上顎前歯部のフレアーアウトにより、舌突出癖が始まっている。

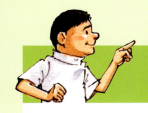

第2章 いつの時代も難しい、歯周疾患と向き合う

初診時の考察 〜診査・診断〜

　全顎的に中等度から重度の歯周疾患に罹患しており、歯列不正をともなっている。上顎前歯部には空隙歯列が見られ、下顎の咬合面には摩耗・咬耗が見られる。また、上顎臼歯部挺出にともなう過度な側方調節湾曲、4近心には歯頸部における楔状欠損が認められる。

症例難易度▶ 咬合が低下しており、挙上が必須となる。全顎的に治療するには、複雑な処置をしないといけない。

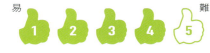

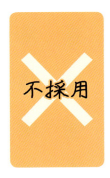 採用

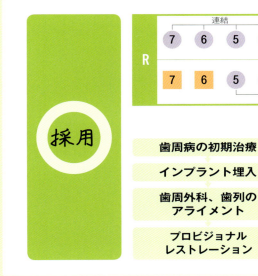

- 歯周病の初期治療
- インプラント埋入
- 歯周外科、歯列のアライメント
- プロビジョナルレストレーション

　歯周病の初期治療を始めながら、なるべく早く咬合支持が欲しいため、インプラント先行して埋入する。その後、歯周外科、歯列のアライメントをして（歯列矯正）、ただちにプロビジョナルレストレーションに移行する。

✕ 不採用

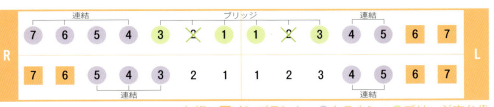

　下顎は同じ。6の分岐部病変があるので、もちづらいですよとの説明はしたものの、なるべく歯を残したいとの要望から、インプラントは用いず、上記の治療計画とした。

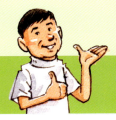

患者に対して行った説明・コミュニケーション

- 「このままだと、歯が抜けてきますよ」。
- 「咬み合わせを支えるためのインプラントは必要ですよ」。
- この後の治療の展開によって変わる可能性があるため、どの歯が残るかまではこの時点で患者には言えない。

chapter 2-4 全顎的に中等度の歯周疾患

下顎：インプラント埋入計画

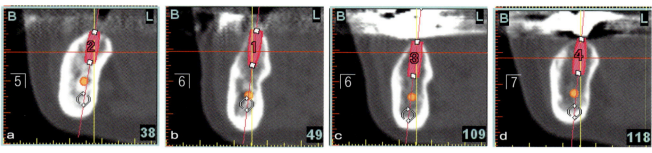

図2-a〜d　CTシミュレーションにより、インプラント埋入可能な骨幅が確認できた。一部必要な箇所に骨増生を行った。

下顎右側：歯周再生療法／インプラント埋入／遊離歯肉移植

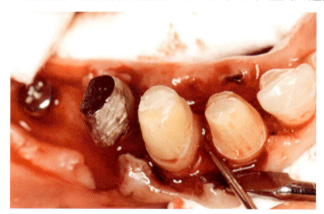

図3-a　骨縁下欠損部にエムドゲインを塗布。

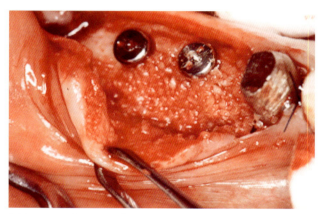

図3-b　同時にインプラント埋入およびGBR（同時法による骨増生）を行う。

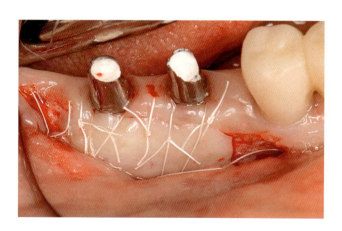

図3-c　プロビジョナルレストレーションを装着した段階で付着歯肉が欲しかったため、遊離歯肉移植術を行った。

Clinical Point

補綴装置、インプラント頸部の不動性の角化歯肉の獲得は、その後の予知性を左右する。

術前・術後のデンタルエックス線写真

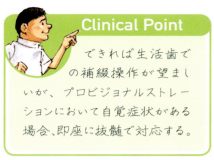

Clinical Point
できれば生活歯での補綴操作が望ましいが、プロビジョナルストレーションにおいて自覚症状がある場合、即座に抜髄で対応する。

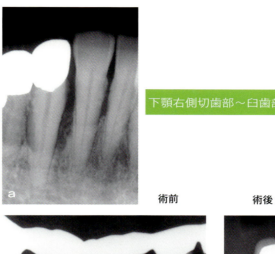

下顎右側切歯部〜臼歯部

図4-a〜d 術前、術後の比較。$\overline{5\,4|}$については安定しているがインプラント頸部においては骨吸収が生じた。

術前・術後の上顎前歯部

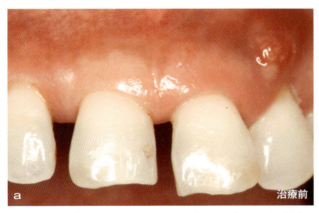
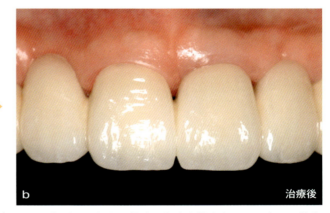

図5-a、b $\underline{2|2}$は抜歯となって、$\underline{3}+\underline{3}$のブリッジで対応した。$\underline{|1}$は骨吸収が認められ、抜歯か保存か悩むところである。抜歯すると、2歯連続欠損となるため、審美性の獲得が難しい。

Clinical Point
歯周病患者の前歯部欠損は、審美性においてインプラントよりブリッジが優位なこともある。

chapter 2-4　全顎的に中等度の歯周疾患

術後の口腔内およびデンタルエックス線写真

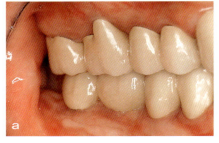
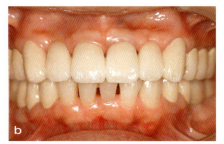
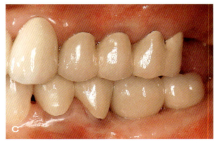
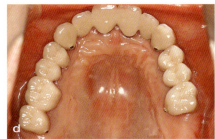
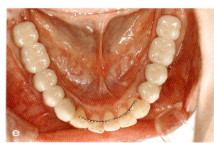

図6-a～f　術後の口腔内およびデンタルエックス線写真。咬合平面をそろえて、シンメトリックなアーチを構築した。|6 は歯根分割をして、何とか保存した。

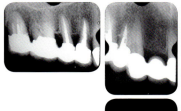
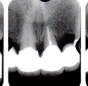
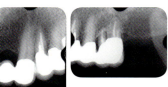
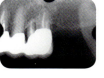
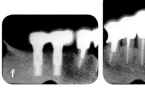
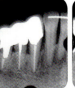
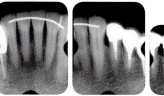
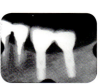

Clinical Point
歯周病の患者はこれからのメインテナンスが重要である。

根分岐部の清掃性

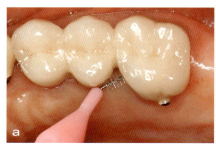
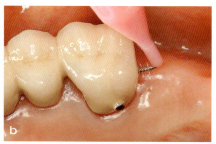

図7-a～c　|6 は歯根分割している。|7 にインプラントが入ってしまうと、|6 分岐部の清掃ができないため、短縮歯列とした。

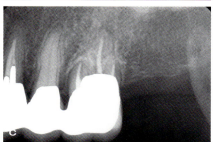

POINT

|6 に関する患者さんへの説明

この歯は歯周病で悪かった歯を何とか残しています。
しっかり磨いてもらわないと、この次に悪くなれば抜歯をしないといけなくなります。その時は2本必要ですが、インプラントで治療することができますのでご安心ください。

第2章　いつの時代も難しい、歯周疾患と向き合う

術後11年10か月後の口腔内およびデンタルエックス線写真（2018年3月）

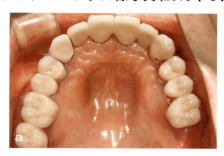
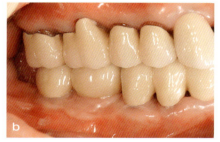
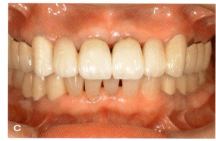
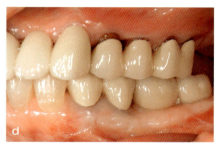
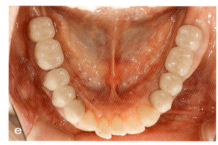
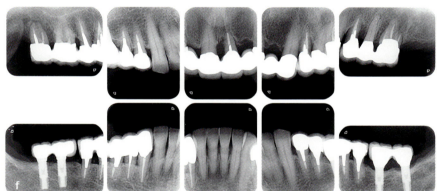

図8-a〜f　患者は70歳になった。口腔内写真では、上顎臼歯部において歯肉のリセッションが認められる。これは、対合のインプラントによる負担から生じているものと思われる。

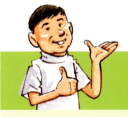

本症例のまとめ

　ステージ3まで来ているため、このまま口腔内を放置すると欠損域が拡大してくる。したがって、咬合崩壊に移行しないために、しっかりとした歯周治療、補綴による咬合の安定が必要である。

　咬合を安定させるためには、歯周病で支持組織が喪失した歯は脆弱であるため、補綴による連結固定を余儀なくされる。

chapter 2-5 全顎的に中等度〜重度の歯周疾患（部位特異的）

01 中等度〜重度の歯周疾患に罹患した症例

初診時2005年症例
（Dr. 上田46歳時）

1983 — 2005 — 2018

> **患者のバックグラウンド** 　患者　61歳、女性　　初診　2005年6月　　主訴　左の入れ歯が嫌！
>
> ・親族が歯科関係者。
> ・おっとりした性格で治療には協力的だが、はっきりと意見は言う。

初診時

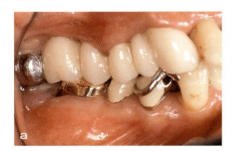
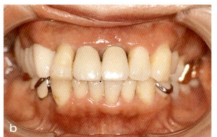
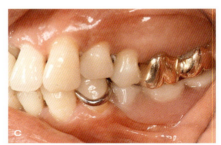
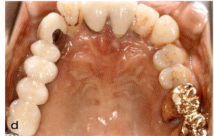
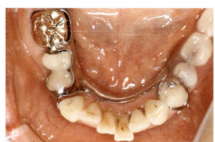

図1-a〜f　術前の口腔内およびデンタルエックス線写真。全顎的に発赤・腫脹があり、歯列不正で咬合平面が乱れている。骨吸収が重度で、保存不能の歯が認められる。

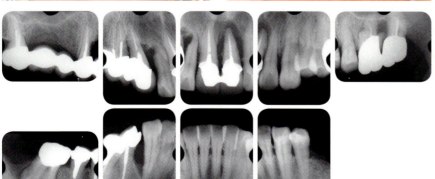

この症例のポイント
部位特異的に歯周病が進行している（2|1、|3 の遠心）。

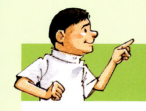

初診時の考察 ～診査・診断～

中等度から重度の歯周病。保存不能な歯が存在する。歯列不正が著しく、咬合平面が波を打つようになっている。上顎前歯部に関しては、1|1 が舌側に転位しているものを、無理やり補綴でカバーしている。

症例難易度▶ 重度の歯周病が認められ、歯周再生療法が必須である。また、歯列不正も重度である。

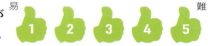

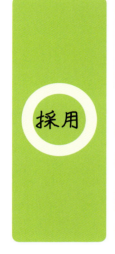

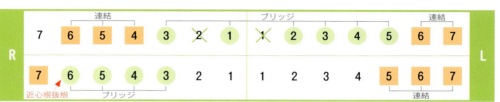

下顎インプラント埋入

上顎インプラント埋入

歯周治療、歯内療法、歯列矯正

補綴治療

下顎臼歯部は咬合支持がないのでインプラント先行。上顎もインプラント先行。そののち、歯周治療、歯内療法、歯列矯正を行った。下顎右側は 6̄5̄4̄3̄| 支台、6̄| 欠損。インプラントはすべて連結している。

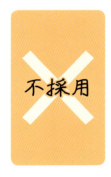

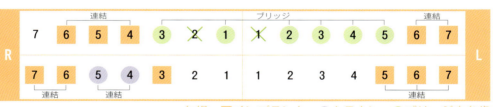

|6̄ と |3̄ は重度の歯周病だが、温存を試みたかったため、上図のようにインプラントは応用しなかった。

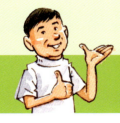

患者に対して行った説明・コミュニケーション

- 「入れ歯をインプラントにしたくて来院されたようですが、そんな問題ではありませんよ」。
- 「抜かなければいけないところもあれば、歯周病も進行して、ほとんどダメになっている部分もあります」。
- 「矯正治療も必ず必要になりますし、期間も費用もある程度かかりますよ」。

chapter 2-5 全顎的に中等度〜重度の歯周疾患（部位特異的）

⌞5⌝6インプラント埋入／GBR

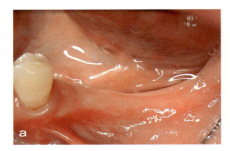
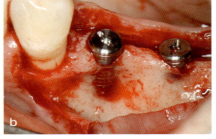
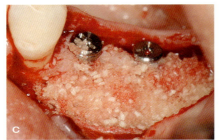
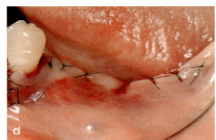

Clinical Point
凹みのあるような骨形態は、骨増生を行いやすい。すなわち、そこまで大きな減張切開をしなくても閉鎖できるため、難易度はさほど高くない。

図2-a〜d インプラント埋入と同時にGBRを行った。

上顎前歯部：保存不能な歯の抜歯

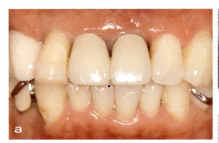
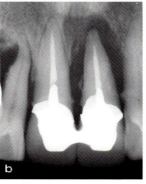
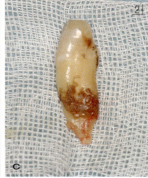
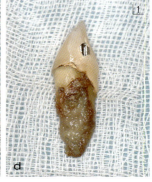

図3-a〜d ⌞2、⌞1は骨吸収のため保存不能だが、⌞1の吸収の程度はさほどでもない。

咬合干渉①：上下顎前歯部

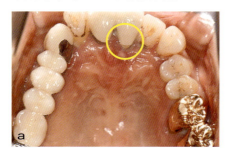
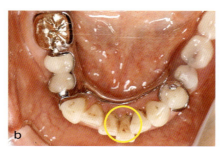

図4-a、b 下顎の歯列不正からくる運動終末位の咬合干渉。「⌞1の位置が⌞1に影響を及ぼしている。

Clinical Point
部位特異的な歯周病の骨欠損では、咬合干渉の可能性が高い。

咬合干渉②：左側犬歯部、右側大臼歯部

図5-a、b　咀嚼サイクルでの後方の咬合干渉。咬合干渉によって、上顎の歯の状態に差異が表れているのではないかと推測できる。2は咀嚼サイクルによる咬合の干渉があると（下顎の4の遠心、5の近心が干渉）、反対側の上顎に問題が生じてくる。また、右側は逆スピーになっている。左側の前歯部に影響を及ぼす。

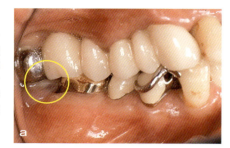
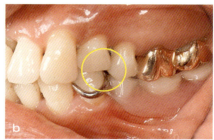

下顎右側：FOP＋エムドゲイン

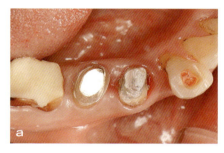
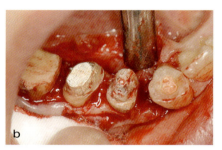

図6-a〜g　FOP、エムドゲインによる再生療法、インプラント埋入を同時に行った。

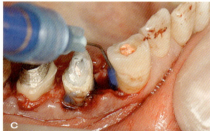
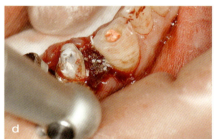

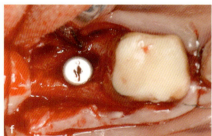
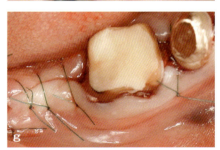

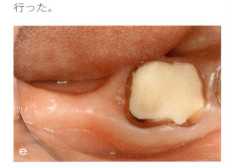

Clinical Point

骨欠損部を出血させておいて、欠損部に補填材を填入する。そして、補填材の上に痂皮をつくるため、レーザー（CO_2レーザー）を照射する。そうすることで、上皮のダウングロースを抑えることができる（図6-d）。

chapter 2-5 全顎的に中等度～重度の歯周疾患（部位特異的）

下顎左側：二次手術＋歯肉移植

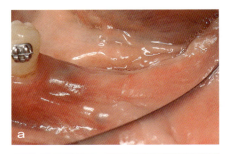
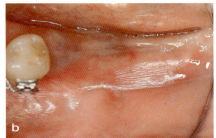

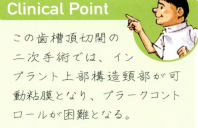

Clinical Point
この歯槽頂切開の二次手術では、インプラント上部構造頸部が可動粘膜となり、プラークコントロールが困難となる。

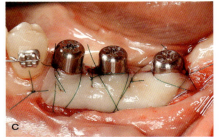
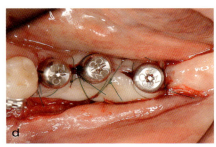

図7-a〜d　インプラント二次手術時に遊離歯肉移植術を行った。

上顎右側：ソケットリフト・インプラント埋入・メンブレンの設置・縫合

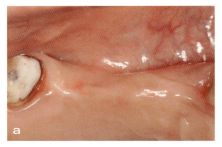
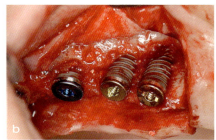

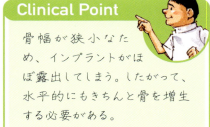

Clinical Point
骨幅が狭小なため、インプラントがほぼ露出してしまう。したがって、水平的にもきちんと骨を増生する必要がある。

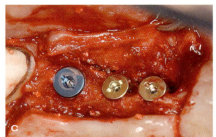
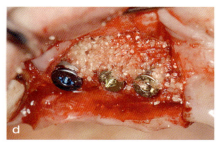

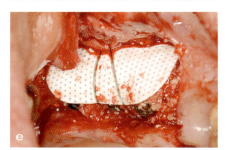
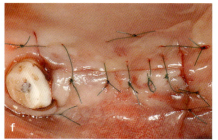

図8-a〜f　ソケットリフト、インプラント埋入、骨増生を同時に行っている。

下顎右側犬歯部：治療推移

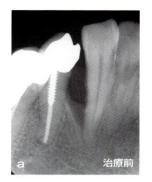 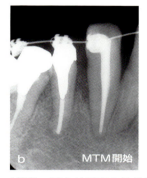 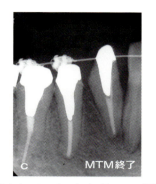 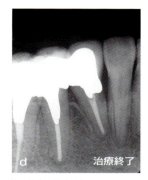

a　治療前　　b　MTM開始　　c　MTM終了　　d　治療終了

図9-a〜d　3｜近心部は骨吸収なく正常。遠心は重度の骨吸収をきたしている。したがって、3｜近心側の歯根膜を利用して、骨再生を図る。そのため、再生療法後、180度回転（ローテーション）させている。

下顎右側臼歯部：治療の変遷

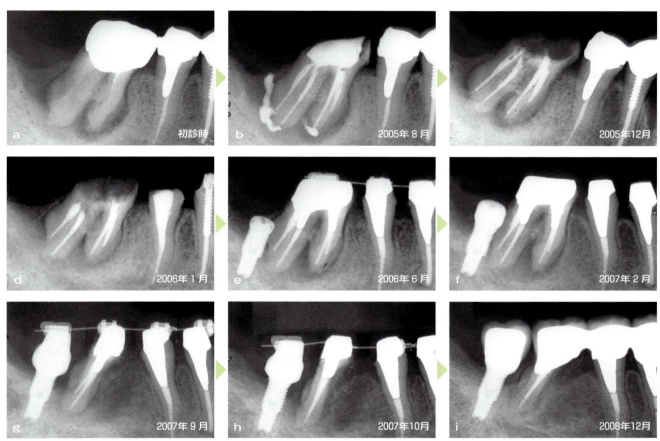

図10-a〜i　6｜遠心根はエンド・ペリオ病変。近心側はエンド病変。歯内療法で根尖病変の治癒を待ち、前述のように歯周再生療法とインプラント埋入を行っている。近心根のエンド病変が完治しなかったため、抜根した。

chapter 2-5 全顎的に中等度〜重度の歯周疾患（部位特異的）

治療終了時

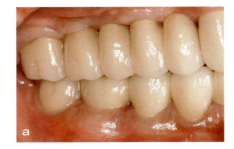
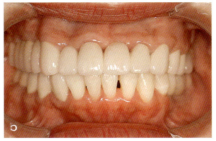
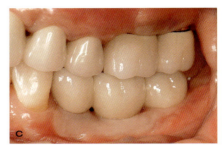
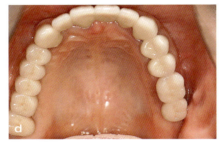
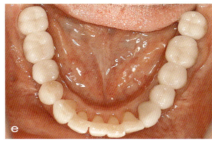

図11-a〜h 術後の口腔内およびデンタルエックス線写真、セファログラム、パノラマエックス線写真。咬合平面をそろえて、左右シンメトリックなアーチを構築するも、重度の歯周病の場合は、審美的な治療結果を得るのが困難である。ただし、セファログラム、エックス線においては、状態は安定している。

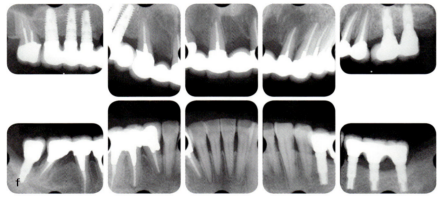
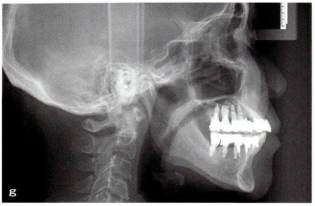
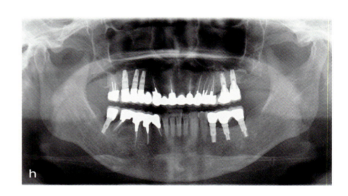

Clinical Point

咬合高径を十分確保することで、気道の狭窄を回避することができる。

第2章　いつの時代も難しい、歯周疾患と向き合う

術後9年4か月後の口腔内およびデンタルエックス線写真（2018年3月）

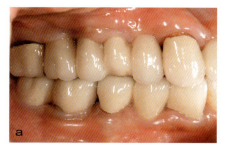
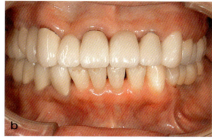
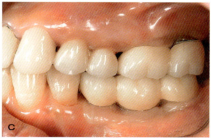
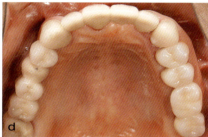
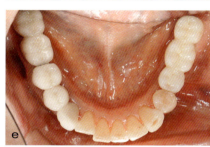

Recommended material

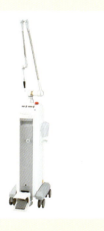

オペレーザーPRO
（吉田製作所社製）
　新開発のマニピュレーターを採用し、コンパクトかつ操作性にすぐれたレーザー。効率よい切開・蒸散が可能である。

図12-a〜f　患者は74歳となった。口腔内写真・デンタルエックス線写真においては安定しているが、3 4 5は補綴装置を再生し、6 5、5 6 7のインプラント上部構造はリペアーしている。6は残念ながら抜歯となり、インプラント治療を行った。

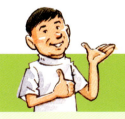

本症例のまとめ

　重度のペリオ患者の咬合再構成をする場合、支持組織の喪失や、歯の位置異常が著しいため、咬合再構成が非常に困難となる。
　たとえばすべて削るなどして、歯の長さを短くし、咬合高径を低くすれば、難易度は低くなるが、舌房が狭くなるため、行ってはいけない。
　6は二次カリエスになり、抜歯となった。

chapter 2-6 過蓋咬合

01 中等度の歯周疾患に罹患した症例
初診時2003年症例（Dr.上田44歳時）

1983 — 2003 — 2018

患者のバックグラウンド　患者 67歳、女性　初診 2003年1月　主訴 上の前歯が気になる。全体的にきれいにしてほしい

- ママさんバレーチームに所属。
- 上品でおしゃべりが好き。
- 治療に対する考え方は誠実。

初診時

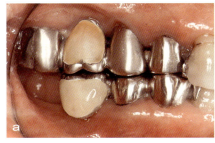
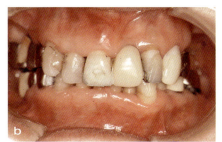
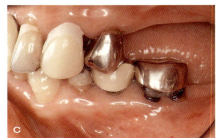
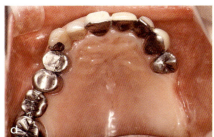
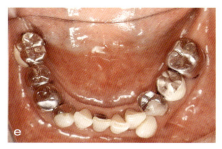

図1-a〜f　術前の口腔内およびデンタルエックス線写真。全顎的に発赤・腫脹が認められ、中等度の骨吸収が存在する。被蓋が深く、歯列不正も認められる。下顎のアーチのボックス形態からは、下口唇の巻き込み癖が疑われる。

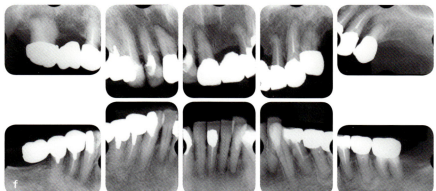

この症例のポイント
過蓋咬合で、歯周病の状態は中等度。

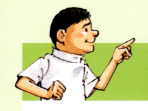

初診時の考察 ～診査・診断～

咬合平面の乱れおよび歯列不正により、被蓋関係が異常に深くはまり込んでいる。また、残存歯の中等度の歯周病、顎位の低下により顎関節の臨床症状が認められる。下顎のみアーチがボックス形態。下口唇の巻き込み癖があり、下顎はボックス形状になっているが、そうすると対合の上顎とアーチの形状が違うため、上下で合わなくなる。

症例難易度 ▶ 下顎位の変更として、やや前方で臼歯部奥高となるが、咬合支持を与え、前歯部の被蓋を浅くすることで、自然と改善できる。

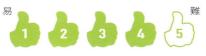

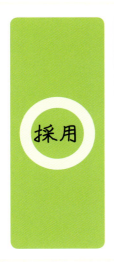

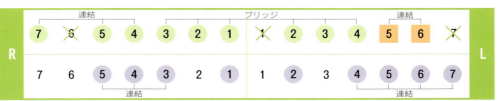

まずは下顎の歯列矯正により上下歯列のアーチを整える。さらに、残根状態である残存歯に対して臨床歯冠長獲得術を施行したのち、上顎左側臼歯部、下顎右側臼歯部にインプラントを埋入し、プロビジョナルレストレーション、最終補綴装置へと移行していく。

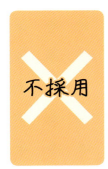

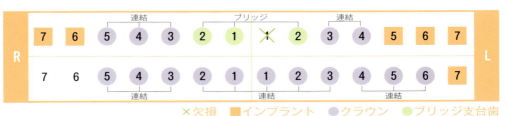

下顎は、今であれば、このようにすべての歯を削っていたと思われる。中途半端に数本のバージントゥースを残しても、咬合は作りにくい。

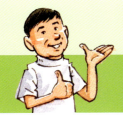

患者に対して行った説明・コミュニケーション

- 「遊離端欠損といって、奥に歯がないので、インプラントが欠損補綴としては一番いい選択肢ですよ」。
- 「噛み合わせの状態も非常に悪いので、矯正も必要になります。はまり込んでいるので、改善するには結構時間がかかりますよ」。

chapter 2-6 過蓋咬合

下顎の歯列矯正

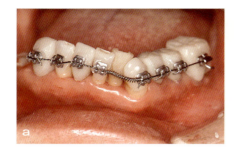
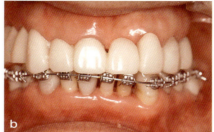
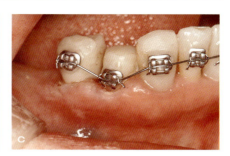
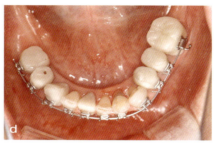

図2-a〜d　歯列矯正により上下歯列のアーチを整える(d)。下顎から先に歯列矯正を行った。アイヒナーのB2なので、ある程度のアライメントを先に行い、インプラント埋入に備えた。

Clinical Point

修復的な歯の移動になるため、歯頸ラインの整合性を合わせるためのブラケットハイトを付けていく。

上顎前歯部：リッジオギュメンテーション（審美性の獲得）

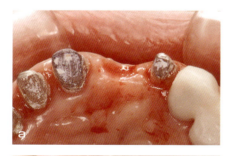
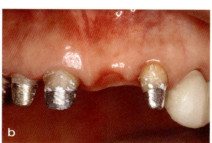

Clinical Point

上皮付結合組織移植では、血液供給確保のため、露出した部位の4倍以上はエンベロープの中に移植する。

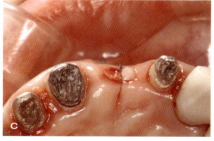
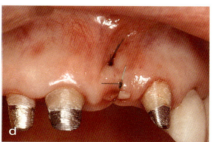

図3-a〜d　⌊1の歯槽堤のボリュームを増すため、上皮付結合組織移植を行った。

第2章 いつの時代も難しい、歯周疾患と向き合う

上顎右側臼歯部：臨床歯冠長獲得術

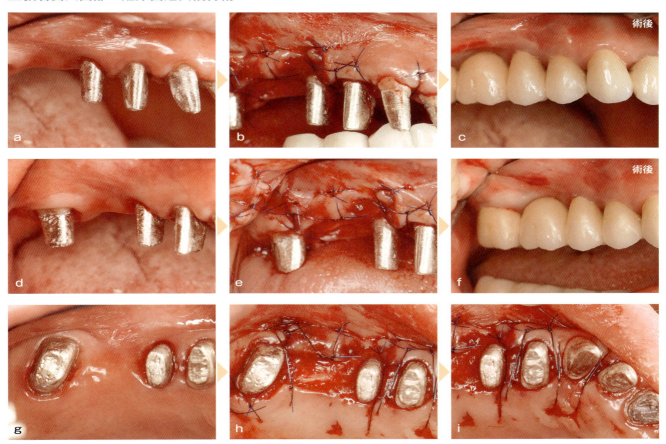

図4-a～i 補綴装置を外すとほぼ残根状態のため、臨床歯冠長獲得術を行わなければいけない。縫合は単純縫合。欠損部の歯肉を根尖側に移動させた。これにより、内部環境の整備と外部環境の構築を同時に行った。

Recommended material

ブレードハンドル パケット（ヒューフレディ社製）
移植歯肉の採取、口蓋部の手術や弓形メスを使用するのに適している。口蓋からの上皮付結合組織の採取が容易に行える。採取するときに若干剃刀の刃を平らに変形させることで、広い幅の採取が可能となる。

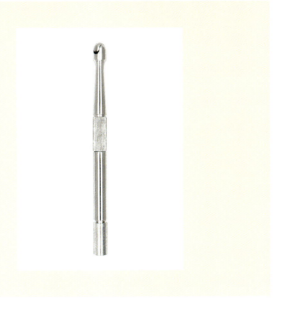

chapter 2-6 過蓋咬合

下顎右側臼歯部：ガム模型上でアバットメントの作製

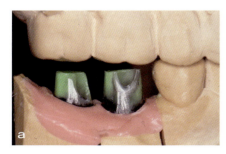
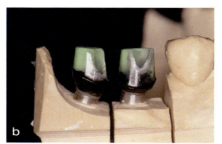
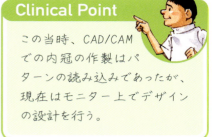

Clinical Point
この当時、CAD/CAMでの内冠の作製はパターンの読み込みであったが、現在はモニター上でデザインの設計を行う。

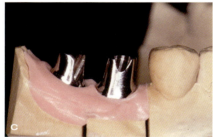
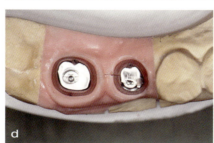

図5-a～d　アバットメントの作製は内外冠方式で行っている。金合金をチタンに変えたいため、当時応用が始まっていたCAD/CAMを用いて内冠を作製した。ワックスパターンを作り、そのデザインを読み込ませる。

下顎右側臼歯部：アバットメントの試適

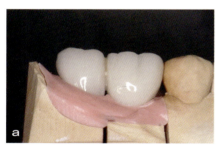
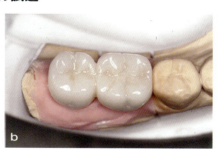
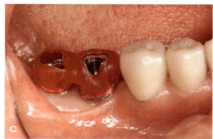
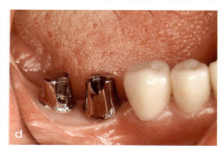
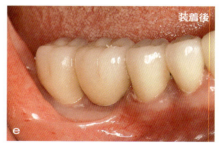

図6-a～e　プロビジョナルレストレーションとジグを使ってのアバットメントの試適。

Clinical Point
本症例、この当時は、エクスターナルコネクションのインプラントを用いている。

上顎左側臼歯部：上顎左側臼歯部のアバットメントとプロビジョナルレストレーション

図7-a〜h 下顎右側と同様、アバットメントの作製にはCAD/CAMを使用している。

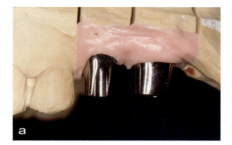
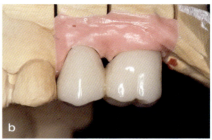
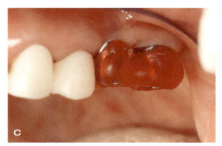
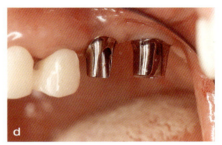
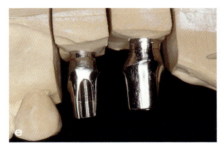
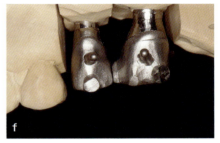
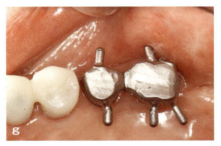
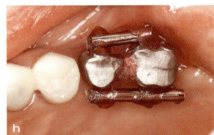

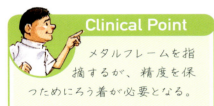

Clinical Point
メタルフレームを指摘するが、精度を保つためにろう着が必要となる。

上顎左側臼歯部：術前・術後の比較

図8-a、b 付着歯肉を獲得するため、遊離歯肉移植を行った。

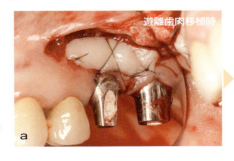
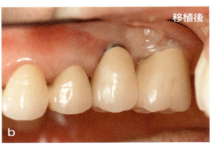

上顎前歯部：歯列矯正

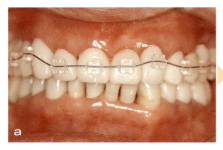
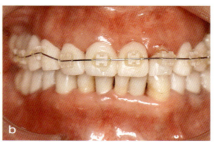
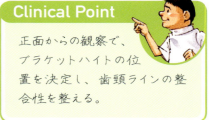

Clinical Point
正面からの観察で、ブラケットハイトの位置を決定し、歯頸ラインの整合性を整える。

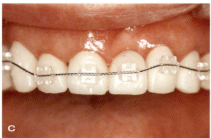
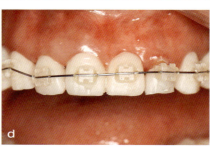

図9-a〜d　歯頸ラインの整合性を得るため歯列矯正を行った。

プロビジョナルレストレーション

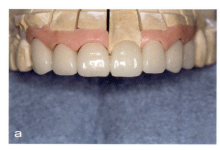
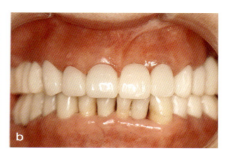
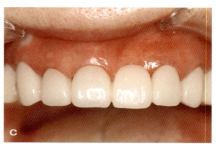

図10-a〜c　矯正後、プロビジョナルレストレーションで約3か月固定した。その後最終補綴装置を装着する。

最終印象〜メタルトライ〜ピックアップ

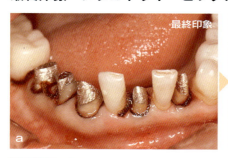
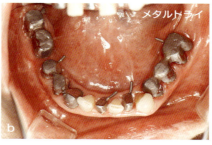

Clinical Point
全顎の印象を一度に採るのは難しいので、無理せず前歯、左右臼歯と分けてメタルフレームを作製し、最終的なピックアップ印象を採得した。

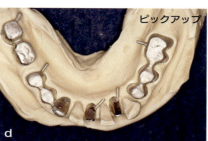

図11-a〜d　上顎矯正治療の保定をしている期間を利用し、下顎の補綴装置を作製した。

第2章　いつの時代も難しい、歯周疾患と向き合う

治療終了時

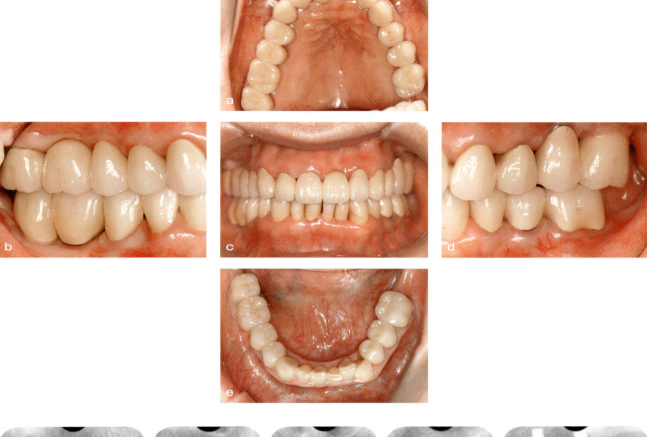

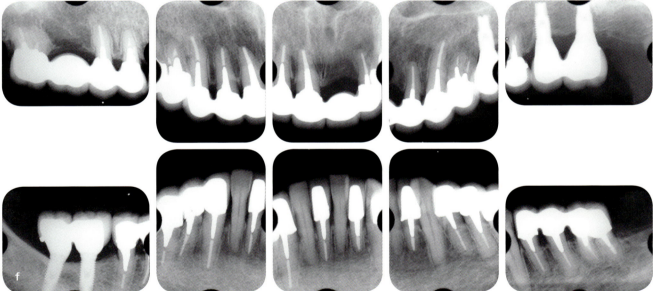

図12-a〜f　術後の口腔内およびデンタルエックス線写真。被蓋は浅くなり、下顎のアーチに関しては、残念ながらやや後戻りしている。すなわち、ボックス型の歯列、下口唇を越えての巻き込み癖がまだ治っていない。

chapter 2-6 過蓋咬合

術後8年4か月後の口腔内およびデンタルエックス線写真（2013年4月）

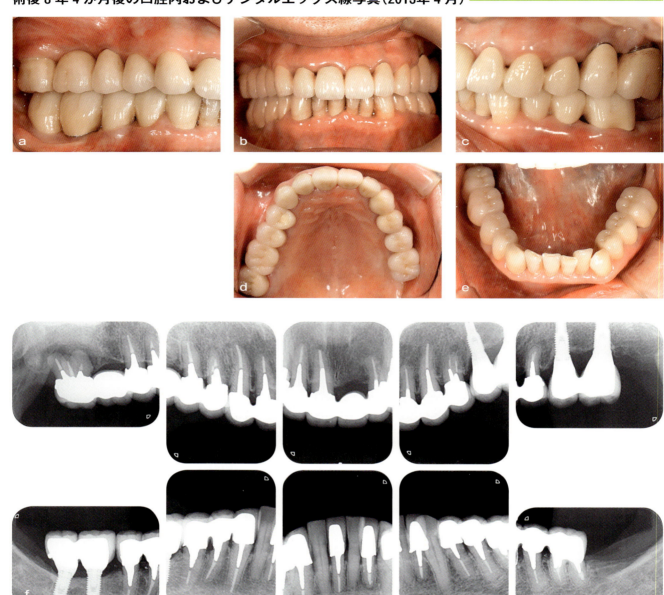

図13-a〜f 術後8年4か月の口腔内およびデンタルエックス線写真（2013年4月）。全体的に大きな問題は見られないが、デンタルエックス線上で、7 に問題が出てきている。

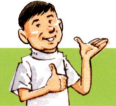

本症例のまとめ

過蓋咬合はパラファンクションした際には、グラインディングはできないため、クレンチングをしてしまい、患者としては異常習癖の認知度は低い。このような患者は顎関節が後方に押し込まれていることが多く、目指す下顎位とは、水平的には、前方にシフトしてくることが多い。また、垂直的には臼歯部のバイトが挙上してくる。

第 2 章　いつの時代も難しい、歯周疾患と向き合う

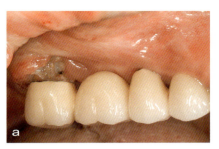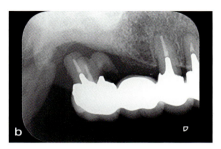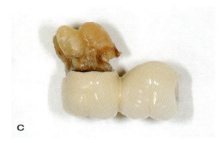

図14-a〜c　術後13年1か月。7|のカリエス、骨吸収が著しく、保存不能な状態であるが、BP製剤服用のため、極力外科的侵襲がないように骨吸収を待って抜歯した。

術後13年3か月後の口腔内およびデンタルエックス線写真（2018年3月）

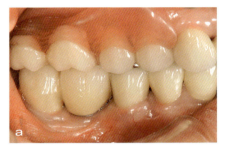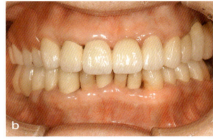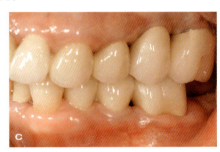

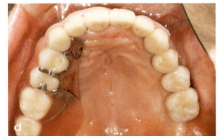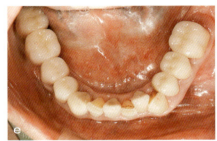

図15-a〜e　患者は83歳となった。7 6|にはフレキシブルデンチャーを装着したが、口腔内写真において全体的に安定はしている。

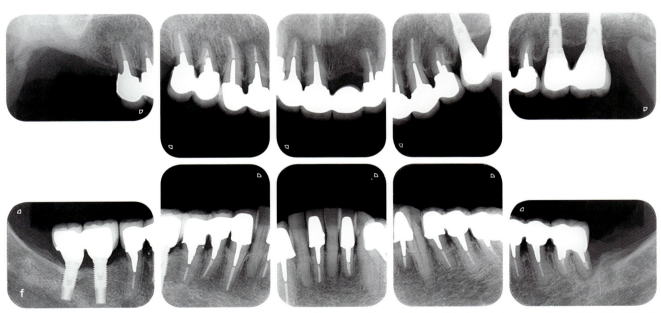

図15-f　デンタルエックス線写真において、全顎的に歯周組織、インプラント周囲組織ともに安定しているが、|6の遠心部に骨吸収が認められる。高齢であるため、Er:YAGレーザーを使用しての管理となる。

145

chapter 2-7　過蓋咬合、すれ違い咬合

01　中等度の歯周疾患に罹患した症例
初診時2007年症例
（Dr.上田48歳時）

1983 2007 2018

患者のバックグラウンド　患者：54歳、女性　初診：2007年8月　主訴：全顎的治療希望

- 歯科治療に対する理解はちゃんとしてくれる。
- 自身の歯が悪くなっているという認識はある。
- 「噛めないので噛めるようにしてほしい」「この際全顎的にきれいに治したい」との要望をもっていた。

初診時

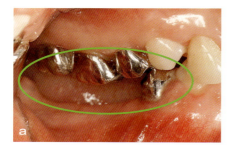
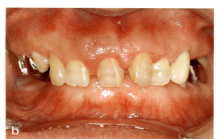
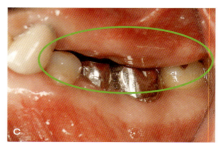
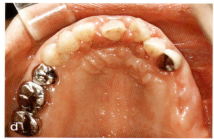
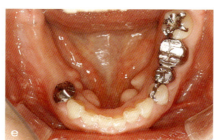

図1-a〜f　術前の口腔内およびデンタルエックス線写真。上顎前歯部および4┘に骨吸収が認められる。被蓋が深く、咬合が低下しているため、左側臼歯部においてデンチャースペースが皆無。

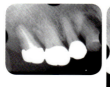
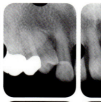
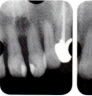
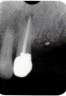

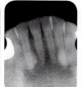

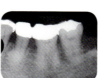

f

この症例のポイント
下顎が極度に後退気味になっている。

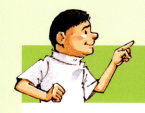

第2章　いつの時代も難しい、歯周疾患と向き合う

初診時の考察 ～診査・診断～

咬合平面の乱れおよび歯列不正があり、下顎前歯が、上顎切歯乳頭部にはまり込み、噛んでいる。いわゆる極度の過蓋咬合。また、水平的下顎位は下顎が極度に後退している。残存歯の中等度の歯周病、顎位の低下から顎関節の臨床症状が認められる。

症例難易度 ▶ 大幅な水平的・垂直的な下顎位の変更が求められる。

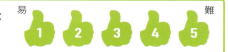

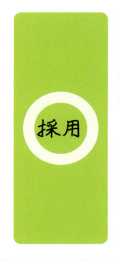

採用

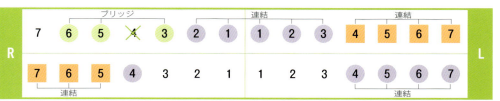

左右インプラント治療
歯内療法
歯周外科治療
歯列矯正

咬合支持を確保するため、左右インプラント治療を先に行う。インプラントで咬合支持を挙上しないと、歯を動かすことができないためである。その間に歯内療法、歯周外科を行い、それが終わった後に歯列矯正へと移る。

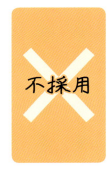

不採用

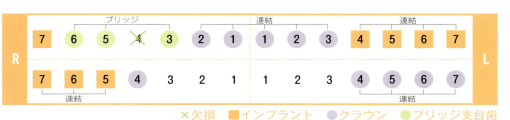

7]にインプラントを埋入する計画。7]を残そうと思って治療を開始し、最後までインプラントを使用することはなかった。

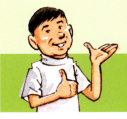

患者に対して行った説明・コミュニケーション

- 「歯がないところには、インプラントを埋入する必要があります。でないと、どんどん歯が抜けていきますよ」。
- 「歯列矯正も必要で、ある程度の治療期間がかかります」。

chapter 2-7　過蓋咬合、すれ違い咬合

歯列矯正（2008年4月）

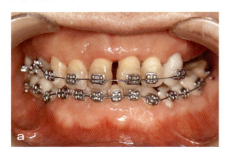
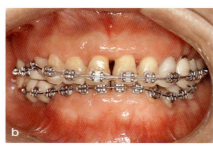

図2-a、b　咬合を挙上しないとブラケットを貼れないため、インプラントのプロビジョナルレストレーションが下顎に入った状態で、下顎の矯正を始めている。

矯正用インプラントの使用（2008年5月）

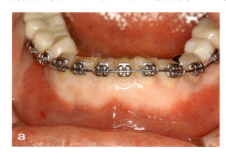
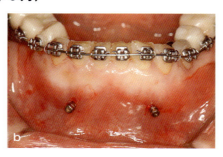

図3-a、b　矯正用インプラントを使用し、下顎前歯の圧下を試みる。

歯列矯正の途中経過（2008年7月）

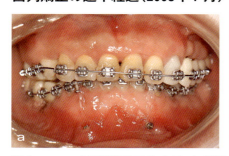
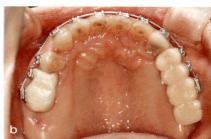
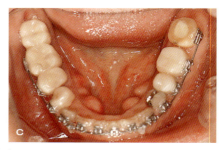

図4-a～c　ある程度のアライメントが終了したが、さらにここからもう少し下顎前歯を圧下させる。

Dr.上田の目

インプラントと歯列矯正の関係

　インプラントを入れると強固なアンカーとなり、歯の移動が速やかに行えると考えがちであるが、矯正による歯の移動は全体で行われるため、このような症例においては実際は難易度が高いこともある。過蓋咬合は咬合を挙上した状態でないと、ブラケットを装着できないため、本症例などにおいてはインプラントを先行させることが必須である。また、本症例は下顎の骨隆起があるので、パラファンクションが疑われる。ステージ3のパターン（下顎前歯の突き上げが起こり、空隙歯列が生じている）。

第2章 いつの時代も難しい、歯周疾患と向き合う

治療終了時

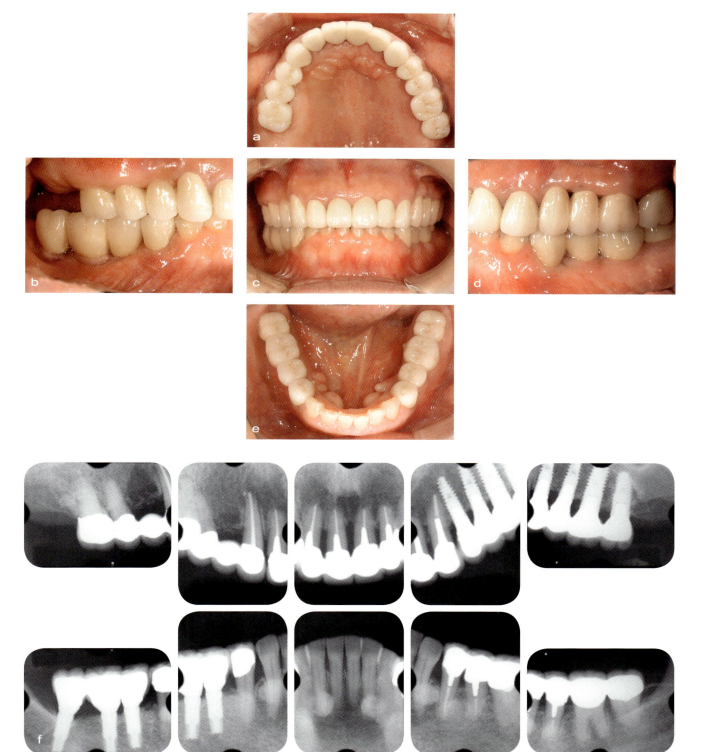

図5-a〜f 術後の口腔内およびデンタルエックス線写真。咬合平面をそろえ、左右シンメトリックなアーチを構築できている。歯周組織も安定している。

▼ 治療前後のパノラマエックス線、セファログラムの比較

治療前（2007年10月）

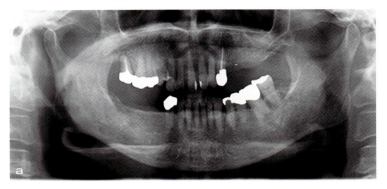
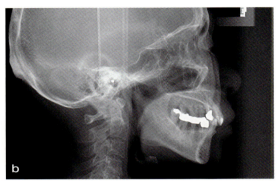

図6-a、b　治療前のパノラマエックス線写真およびセファログラム。すれ違い咬合が顕著である。

治療後（2009年12月）

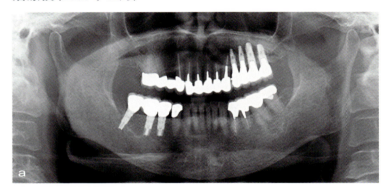
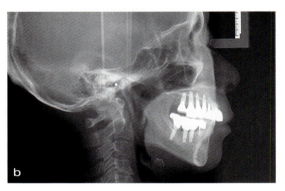

図7-a、b　治療後のパノラマエックス線写真およびセファログラム。セファログラムを比較すると、十分な咬合高径が保てている。術前パノラマエックス線では、欠損部において垂直的には十分な骨量が確認できるため、インプラントそのものは、難易度が高くない。骨量が少ないと、さらに難易度が上がってくる。また、この患者は結果的に二態咬合となってしまった。すなわち、前方だけでなく、後ろに下がった状態でも噛んでしまう。アーチの状態が違うためバランスがとりづらく、二態咬合を回避するのは困難であった。

Clinical Point

下顎位の大幅な変更を行った症例では、継時的な咬合の変化に注意が必要である。

第2章　いつの時代も難しい、歯周疾患と向き合う

術後8年4か月の口腔内およびデンタルエックス線写真（2018年3月）

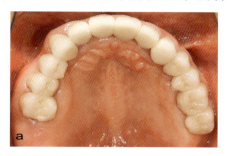
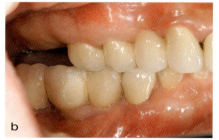
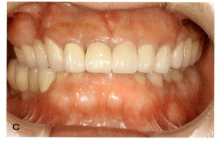
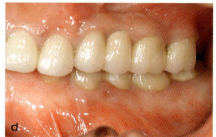
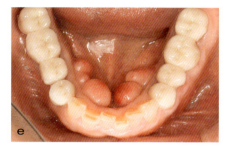

図8-a〜e　口腔内写真において、全顎的には安定しているが、パラファンクションの疑いがあり、左側下顎臼歯部が圧下し、下顎骨隆起は成長している。

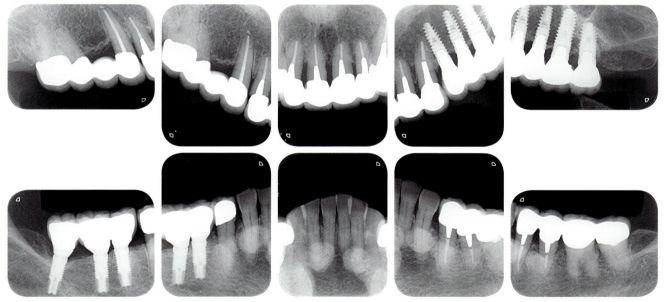

図9　全顎的に歯周組織、インプラント周囲組織は安定しているが、下顎前歯部において、骨隆起の不透過像が認められる。

chapter 2-7 過蓋咬合、すれ違い咬合

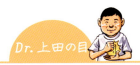

Dr. 上田の目

過蓋咬合の治療方針

前歯部の被蓋関係を浅くし
顎位はやや前方で臼歯部奥高を目指す！

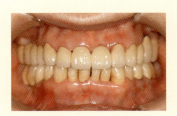
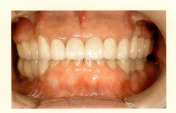

二態咬合

咬頭嵌合位と習慣性咬合位が存在

▼

顆頭の形態が変形
大きく顎位を水平的に変更

二態咬合となることがある！

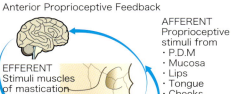

神経筋機構

文献30・Robert. L. Lee (1984)より引用改変。

咀嚼運動と嚥下／神経筋機

咀嚼運動と嚥下	・新生児は本能的に吸啜反射と嚥下を学習している。 ・その後、咀嚼運動は後天的に学習し、乳幼児期の離乳食から始まり乳歯列完成期までに完成する。
神経筋機構	・咀嚼運動は咬頭干渉・疼痛など・食物の異物混入等がある場合、感覚受容器により不随意にそれを回避しようとする。

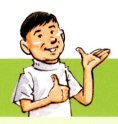

本症例のまとめ

約2年で治療を終えた。過蓋咬合は難易度が高いが、二態咬合にもなった。結果的にどの症例でも言えることだが、メインテナンス、および経過観察が、もっとも重要である。歯は必ず動くし、必ず磨耗していく。また、歯周組織、口腔周囲筋の状態も変わってくる。すなわち、口腔内の状態は日々変わってくるのである。咬合再構成をゴールと考えず、終わってもつねに咬合を診ていくことが重要である。

第 3 章

Mastering occlusal Reconstruction

多数歯欠損：
デンチャーかインプラントか、その勘所

chapter 3-1 はじめに：多数歯欠損症例における咬合再構成とは

1　多数歯欠損症例における咬合再構成

　抜歯の原因の約7割はカリエスと歯周病で、約1割は歯根破折と報告されている。つまり口腔内の衛生状態不良が多数歯欠損の原因であり、デンタルIQが低いために口腔への関心が乏しく、はじめは少数歯欠損であったものが放置され、欠損域が拡大していき、やがて多数歯欠損症例へと至ったわけである。

　顎口腔系においては、咬合支持不足による負荷のために、顎関節の下顎頭の形態変化、関節結節の高さの減弱が認められ、関節円板の位置異常やパーフォレーションが疑われるケースもある。これらの顎関節の問題は長期にわたって慢性的に経過しているため、強い臨床症状を示すことはないが、確実に大きなダメージを受けている。また、ほとんどの多数歯欠損症例で下顎位は垂直的・水平的に偏位しており、さらに咬合高径の低下が認められるケースも多いと臨床現場で感じている。また、重度の歯周病が原因で抜歯に至った症例では、顎堤の吸収が著しく認められるために、有床義歯であれインプラントであれ、審美的、機能的な咬合再構成は複雑で、補綴操作が困難である。一方、カリエスによる抜歯ケースでは、歯槽骨が温存されている場合が多いため、補綴操作は比較的容易である。

　いずれにしても、多数歯欠損症例では、咬合が崩壊し、顎口腔系のさまざまな組織に問題を生じていることが多く、咬合再構成において理想的な咬合関係を構築することは難しい。

2　多数歯欠損症例への対処法

　筆者は現在、多数歯欠損症例の対処法として2つの手法をとっている。1つは残存歯を保存してオーバーレイタイプの局部床義歯とするもので、もう1つはすべての残存歯を抜歯して、インプラントを使用してのボーンアンカードブリッジにするものである。

　オーバーレイタイプの局部床義歯の場合、残存歯はすべて歯内療法を施し、残根状態にして処置を行うわけであるが、プロビジョナルデンチャーの内面をくり抜くことで歯に対する負荷を減じることができ、さらに歯周治療が行いやすい状態となる。その後、補綴操作に移っていくが、残存歯の歯質、支持組織、歯の位置関係など考慮し、残存歯の状態が良い場合は、コーヌスデンチャーの維持装置として使用し、悪い場合は、根面板として使用する。

　一方、インプラントを選択する場合、巷で流行りの抜歯即時埋入・即時荷重インプラントは現在行っておら

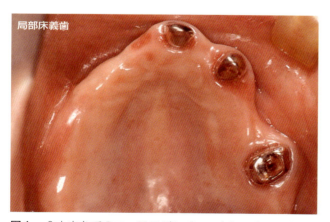

図1　3本支台でのコーヌスデンチャー（オーバーレイタイプで対応）。

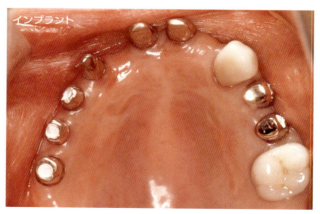

図2　8本のインプラントにて固定性のブリッジを装着して対応。

ず、従来通りの手法を取っている。前もって抜歯前にプロビジョナルデンチャーを作製し、抜歯後すぐにプロビジョナルデンチャーを装着する。それから、約3か月の抜歯窩の治癒期間をおいてプランニングを開始する。まず、診断用ガイドを装着してCBCT撮影を行い、シミュレーションソフトを用い、骨の状態を把握したうえで、インプラントの埋入ポジション、フィクスチャーの径や長さ、埋入本数などを決定する。多数歯欠損症例においては、フィクスチャーの埋入はすべてサージカルガイドを使用して行っている。即時荷重は、骨質が良好かつフィクスチャーの径や長さが十分で、フィクチャーの埋入トルクがすべてで35Ncm以上の症例に限って行うようにしている。そのため、多くの症例では免荷期間を待ってのコンベンショナルな手法となっている。免荷期間にはフィクスチャーに荷重がかからないように、プロビジョナルデンチャーの内面を十分にくり抜き、確実にリリーフを行う必要がある。粘膜骨膜弁を縫合して一次閉鎖をしたとしても、有床義歯は床下粘膜に強い荷重がかかるためフィクチャーのロストにつながる恐れがあるからである。

　二次手術は十分な免荷期間をおいた後に行う。理想的には粘膜貫通部は不動の角化歯槽粘膜で覆いたいので、根尖側移動術や遊離歯肉移植術を施すこともあるが、歯槽骨が極度に吸収している場合、咀嚼筋群の付着が優位に働いて後戻りし、角化歯肉の獲得が困難な症例に臨床では多く遭遇する。そのための対応として、アバットメントを歯肉貫通部から露出させ、歯肉縁上からインプラント上部構造を立ち上げて十分な空隙を設けることで、セルフコントロールしやすく、自浄作用が働きやすい環境を考えて補綴装置を作製する。

　多数歯欠損症例における下顎位の設定に関して、総義歯では、GOAトレーサーを用いて下顎位を求めている先生が多い。GOA描記法は下顎の側方限界後方運動路を描記し、そこからタッピングポイントを求めて、アペックスの1〜2mm前方で水平的下顎位を決定するが、中心位を求めてそこに咬頭嵌合位を一致させる方法としては、非常に理にかなっていると思っている。

　しかし、下顎頭が変形し、関節円板との位置関係が異常なことの多い多数歯欠損症例では、そもそも中心位は存在しない。咀嚼するにあたって最大咬合力が発生する際は、歯があれば歯根膜という感覚受容器が働いて、運動終末位と咬頭嵌合位を一致させる、つまり神経筋機構で制御することが可能であるが、多数歯欠損においては鋭敏な歯根膜の感覚受容器がないことと、顎関節の形態変化があることにより、後方に引かれて安定しやすい状況となっている。したがって、筆者はGOAを使用しておらず、ピーター・ドーソンのバイラテラルマニュピレーションにて終末蝶番運動軸を求め、水平的な下顎位としている。垂直的な下顎位は、総義歯に準じてウィリス法で行い、下顎が後退して舌房が狭くなったぶんの補正をしている。多数歯欠損や無歯顎の下顎位は、やや後退気味となったほうがより安定する。

　インプラント上部構造の審美的要因については、多数歯欠損症例では組織の実質欠損が大きく、歯槽骨の幅・高さが減じていることが多いため、義歯床などの下部構造を付与し、その上に歯を配列し、歯列を構築する手法が無難である。

　インプラント上部構造のマテリアルに関しては、最近では、ストレスなくパッシブフィットし、格段に精度の上がったCAD/CAMで作製した、Tiベースのジルコニアを使用するようになってきている。

　なお、多数歯欠損症例は多くの歯が抜歯された経緯があり、重篤なリスクファクターが存在する恐れがあるため、注意深いメインテナンスが重要となる。

Recommended material

デナー・マークII咬合器（ヨシダ社製）

　高度な咬合理論を日常診療に容易に駆使できるように開発された高精度な半調節性咬合器。パントグラフと全調節咬合器がない場合にも、日常診療の中で、咬合診査および修復物を製作できる。臨床上さほど重要視されていない顆路は平均的な数値で構成されているため、チェックバイト法によって、上下顎模型を正しい位置に短時間で付着でき、顎運動を再現することが可能である。

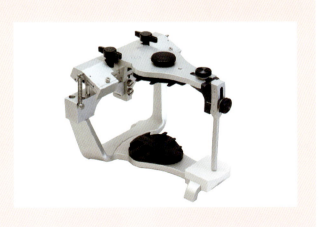

chapter 3-2 インプラント埋入を熱望

01 上下顎多数歯欠損症例①
初診時1996年症例
（Dr. 上田37歳時）

1983 — 1996 — 2018

患者のバックグラウンド 　患者：49歳、女性　　初診：1996年4月　　主訴：インプラントを入れてほしい

- 大学病院からの紹介で来院したが、それまでは多数の歯科医院を回っていた。
- 歯科に対する恐怖症があり、神経質。
- 歯と入れ歯の段差が気になっているが、何度治しても同じようになってしまい、転院しても治らないので、精神的に参っている。

初診時

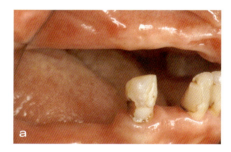
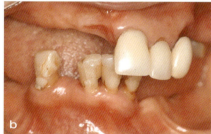
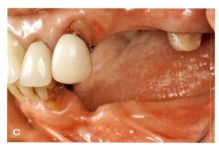
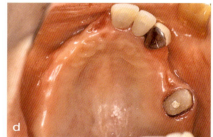
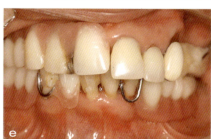
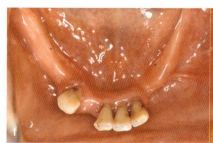
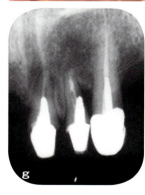
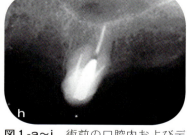
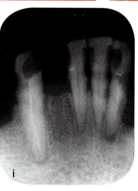

図1-a～i　術前の口腔内およびデンタルエックス線写真。3̲、2̲には根尖病変が認められる。2̲は保存不能の状態である。

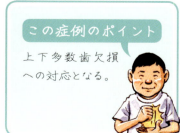

この症例のポイント
上下多数歯欠損への対応となる。

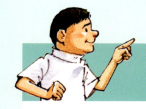

初診時の考察 〜診査・診断〜

7−1|2 4 5 7、7−4 2|3−7 欠損。上下顎多数歯欠損であり、顎堤の吸収が著しい。こうした多数歯欠損症例の場合、残存歯を基準にしても理想的な咬合再構成が困難であるため、総じて、オーバーレイのデンチャーにするか、残存歯を抜いてインプラントにするかという二者択一の治療選択肢となる。

症例難易度 ▶ インプラント治療を行うのに、顎低吸収が著しい。

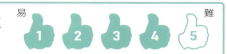

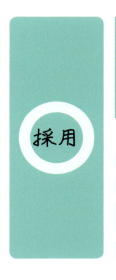

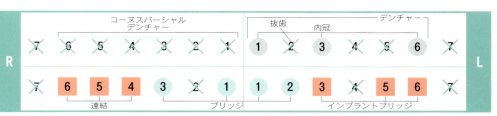

下顎は左側は3本のインプラントブリッジ、右側は3本のインプラントの連結を計画した。二次手術時と同時に遊離歯肉移植を行い、付着歯肉の獲得を図ることとした。その後は、プロビジョナルレストレーションで患者の満足度を探りながら、最終補綴装置に移行する流れとなる。

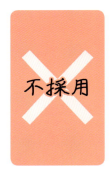

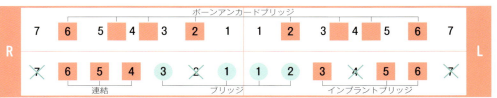

現在であれば、上顎は最初から1 2 3 6を抜歯し、ボーンアンカードブリッジを選択するであろう。そのほうが、術者、患者ともに楽であると考えられる。

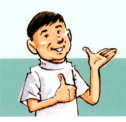

患者に対して行った説明・コミュニケーション

- 「早く治すのであれば、上顎はオーバーレイのデンチャー、下顎臼歯部にはインプラントを使いましょう」。
- 患者本人はインプラントを希望して来院しているため、インプラントに関する許容は最初からなされていた。

chapter 3-2　インプラント埋入を熱望

下顎右側臼歯部：インプラント埋入前後の口腔内

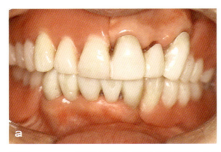
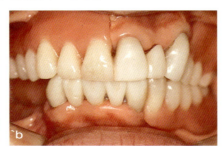
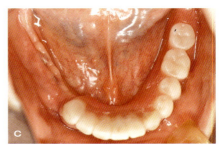

図2-a～c　患者の食生活を維持するために、暫間義歯の床をカットし左右段階的に片側ずつインプラントの埋入を行うこととした。そしてまずは、下顎右側へのインプラント埋入を計画した。

下顎左右臼歯部：インプラント一次手術

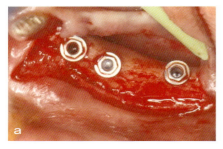
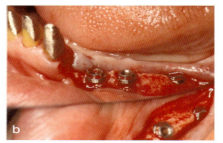

Clinical Point
本症例では、付着歯肉内での水平切開を行っておらず、ヒーリングキャップを露出してしまった。

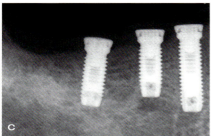
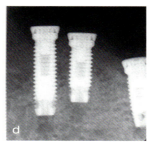

図3-a～d　下顎左側は3本のインプラントを用いたインプラントブリッジ（a、b、d）、右側は3本のインプラントを埋入し連結した。

下顎両側臼歯部：インプラント二次手術／遊離歯肉移植術

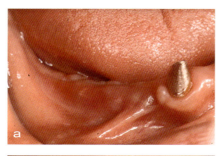
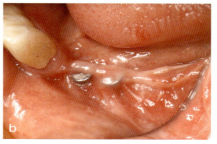

Clinical Point
付着歯肉が不足した症例の場合は上部構造の下部鼓形空隙を空けることで自浄作用を促す。

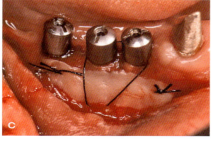
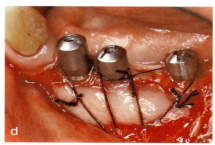

図4-a～d　顎低吸収が著しい場合は、付着歯肉を移植をしても後戻りが多い。

第3章 多数歯欠損：デンチャーかインプラントか、その勘所

プロビジョナルレストレーション→最終補綴装置

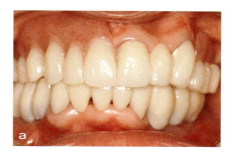
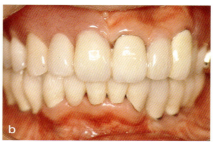

図5-a この状態でまずはプロビナルレストレーションで、患者の満足度を探る。
図5-b 最終補綴装置は、上顎に対してはコーヌスデンチャーで対応した。

6543|の埋入診断（メインテナンス後3年・上顎インプラント治療）

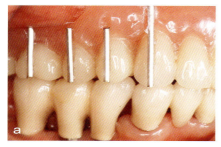
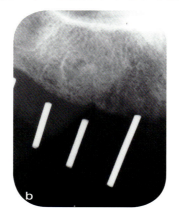
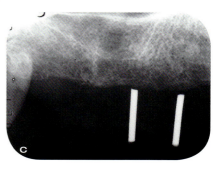

図6-a〜c 術後3年、患者の切望により上顎に対するインプラントを計画した。上顎洞底までの距離は十分存在する。

上顎右側臼歯部：インプラント埋入

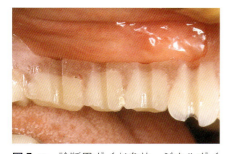
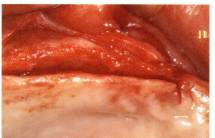
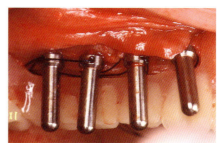

図7-a 診断用ガイドをサージカルガイドに変更。
図7-b 切開。
図7-c ディレクションインディケーターの装着。

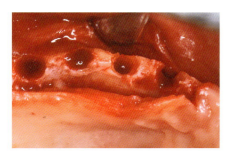
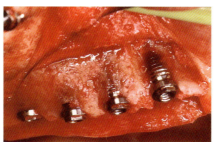
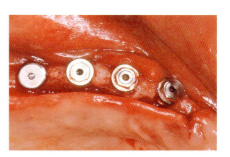

図7-d インプラント埋入窩の形成。
図7-e インプラントを埋入。
図7-f カバースクリューを装着し、骨増生を行った。

chapter 3-2 インプラント埋入を熱望

上顎右側臼歯部：インプラント埋入後のデンタルエックス線写真

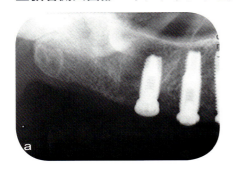
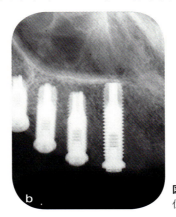

図8-a、b 埋入直後のエックス線写真。理想の位置に埋入できている。

> **Clinical Point**
> インプラントの埋入では、近遠心的な位置関係を重視する。

プロビジョナルレストレーションの作製

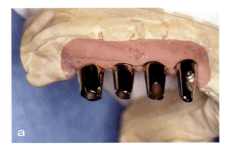
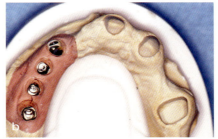
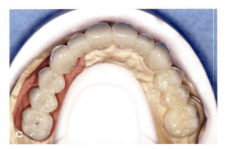

図9-a～c 内冠を製作し、全顎的なプロビジョナルレストレーションを作製した。

プロビジョナルレストレーションの装着

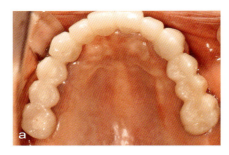
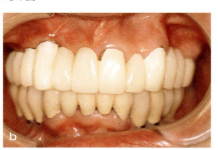

図10-a、b プロビジョナルレストレーションの装着。平面をそろえ、シンメトリックなアーチを構築した。この状態で ⌊4 5、2┼2 と段階的に骨増生を行った。

上顎インプラント治療の変遷

> **Clinical Point**
> 骨増生部位は負荷がかけられないため、固定性のプロビジョナルレストレーションを装着し、段階的に骨増生を行った。

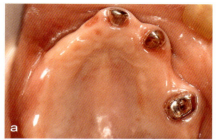
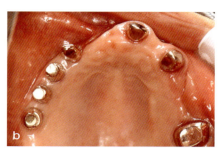
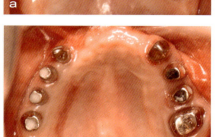
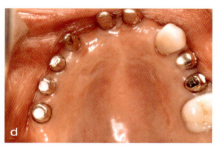

図11-a～d ６５４３｜に骨増生をしながらインプラントを埋入した。内冠を装着後、プロビジョナルレストレーションを装着。b：左上骨増生。c：上顎前歯部骨増生。d：予定した部位のインプラント埋入、骨増生が完了。

パノラマエックス線写真の変遷

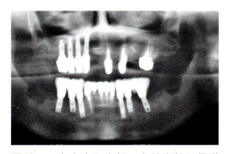
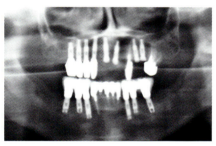
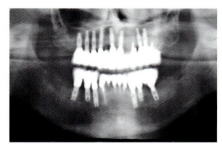

図12-a 左上小臼歯部、右前歯部の骨増生が終了。

図12-b インプラント埋入時。

図12-c 最終補綴装置装着後。

Recommended material

持針器 カストロビージョHU型（超硬付）
（YDM社製）

　カストロビージョHU型は、先端を閉じると同時にラチェットがロックされる。新開発のロック機構でスムーズな縫合ができる。また、先端には耐磨耗性にすぐれた超硬チップが付与されている。

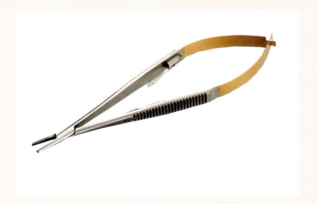

chapter 3-2 インプラント埋入を熱望

最終補綴物装着後の口腔内

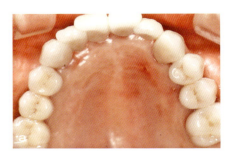
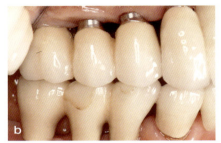
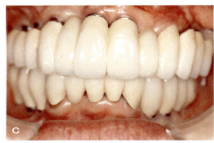
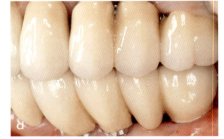
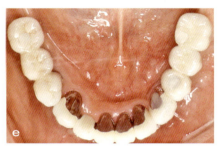

図13-a〜e　平面をそろえ、左右シンメトリックなアーチが構築できた。しかしながら、患者サイドは満足しているが、審美的には問題が残る結果となった。

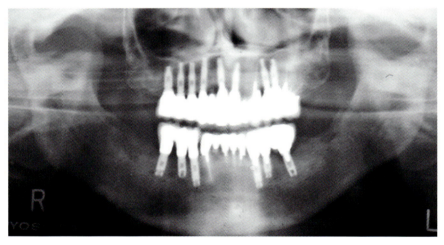

図13-f　最終補綴装置装着後のパノラマエックス線写真。

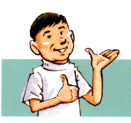

本症例のまとめ

　多数歯欠損の場合、顎堤の吸収が著しく、大掛かりな治療になることが多いので、治療期間、金額、治療後の仕上がりを含めて患者へのしっかりとした説明が必要である。

　上顎において本症例では、残った歯は3本となったが、現在であれば、すべて抜歯し、サブストラクチャー付きのボーンアンカードブリッジを選択したほうが、術者、患者共に負担が少なかったのではないかと考えている。

Recommended material

INTEGO（デンツプライシロナ社）
　INTEGOは、以下のおもな特長を備えている。省スペースなコンパクトウォーターユニットのトリートメントセンター。簡単、直感的操作のEasyPadユーザーインターフェイス。より自由な動きのコンパクト アシスタントユニット。ボトルタイプ清浄水供給システムでの高い水質維持。選べるハンギングホースのTSモデルとホイップアームのCSモデル。

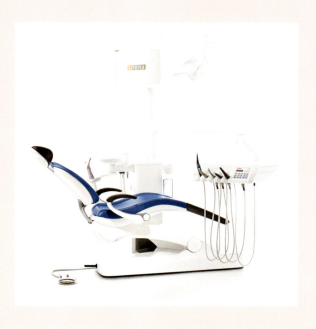

chapter 3-2 インプラント埋入を熱望

02 上下顎多数歯欠損症例②
初診時2006年症例（Dr.上田47歳時）

1983　2006　2018

患者のバックグラウンド

- 患者：56歳、男性
- 初診：2006年8月
- 主訴：インプラントを入れてほしい

- 妻からの紹介で、遠方より来院。
- 建設会社を経営している。
- 人としては良いがせっかちな患者。「治療を早く終わらせてほしい」との要望が強い。

初診時

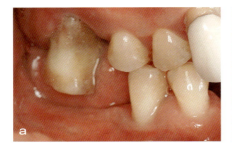
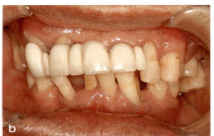
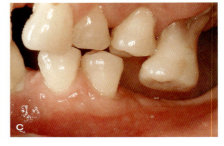
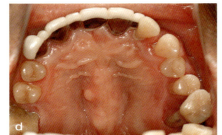
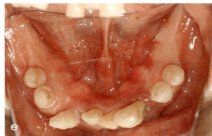

図1-a～f 初診時の口腔内およびデンタルエックス線写真。歯周病による重度の骨吸収・歯列不正が認められ、下顎位が安定していない。

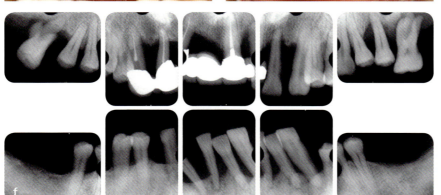

この症例のポイント
咬合崩壊した多数歯欠損症例の進め方。

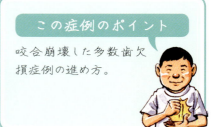

第3章　多数歯欠損：デンチャーかインプラントか、その勘所

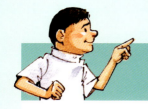

初診時の考察 〜診査・診断〜

　下顎は2|1 2 3、上顎は6|2 5 6が歯周病のために保存不能。歯列不正が著しい。このような症例では、審美的、機能的にまずは患者の不都合がないように、抜歯できる歯は抜いてしまい、早期に全歯を抜髄し、オーバーレイデンチャーを装着したほうが治療が行いやすい。

| 症例難易度 ▶ | 上顎において歯周補綴とインプラントが共存し、また、下顎位が不安定である。 |

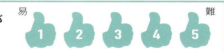

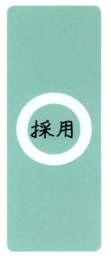

採用

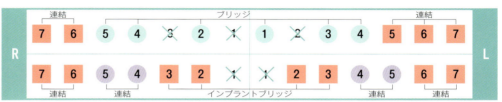

抜髄

**プロビジョナル
デンチャー作製**

歯周病処置

インプラント治療

　上記のように、抜髄後オーバーレイでのプロビジョナルレストレーション（プロビジョナルデンチャー）を作製した。そののち、歯周病の処置、インプラント治療に着手する計画とした。インプラントに関しては、2mmのツイストドリルのみサージカルガイドを使用。臼歯部はフラップレスでの埋入を計画した。

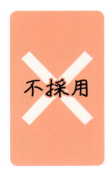

不採用

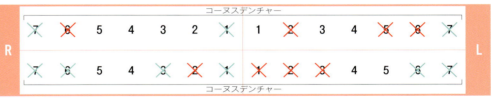

　プロビジョナルレストレーションとしたオーバーレイデンチャーをそのままコーヌスタイプのデンチャーとして使用する計画。本症例はインプラント治療希望であり、不採用となった。

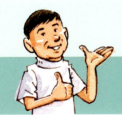

患者に対して行った説明・コミュニケーション

- 「このままだとすべての歯が抜歯になります」。
- 「今の段階ではかろうじて残る歯がありますよ」。
- 「治療期間と費用はある程度かかりますよ」。
- 「金額を提示してほしい」と言われたが、「この段階ではまだ無理です」との旨をきちんと説明した。

chapter 3-2 インプラント埋入を熱望

下顎インプラント術前の口腔内の状態

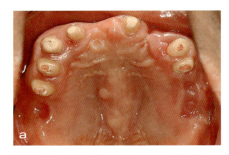
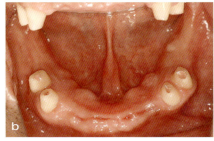
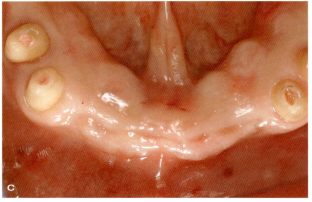
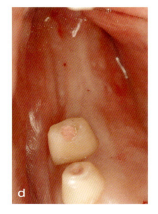
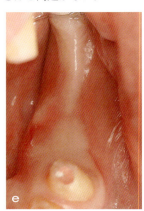

図2-a～e　インプラント術前の状態。下顎は顎堤にさほど問題がない。

プロビジョナルレストレーション装着

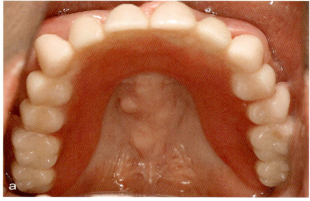
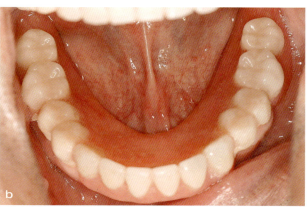
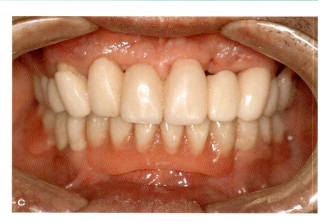

図3-a～c　抜髄をし、オーバーレイタイプのプロビジョナルレストレーションをまず入れることで、インプラント治療、歯周外科治療がしやすい状態になる。

> **Clinical Point**
> 多数歯欠損の治療では、オーバーレイタイプのプロビジョナルデンチャーは必須である。

第3章　多数歯欠損：デンチャーかインプラントか、その勘所

サージカルガイド・下顎インプラント術前

Clinical Point
サージカルガイドを用いる際は、角度、埋入深度ともに、完璧ではないことを頭に入れておくべきである。

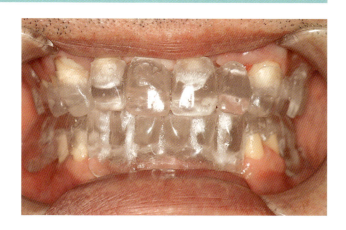

図4 この当時は、サージカルガイドはスターティングドリル時程度に用いていた。ガイドにて位置、方向を決め、2mmツイストドリルでのみ最初のドリリングを行う。

インプラント埋入シミュレーション

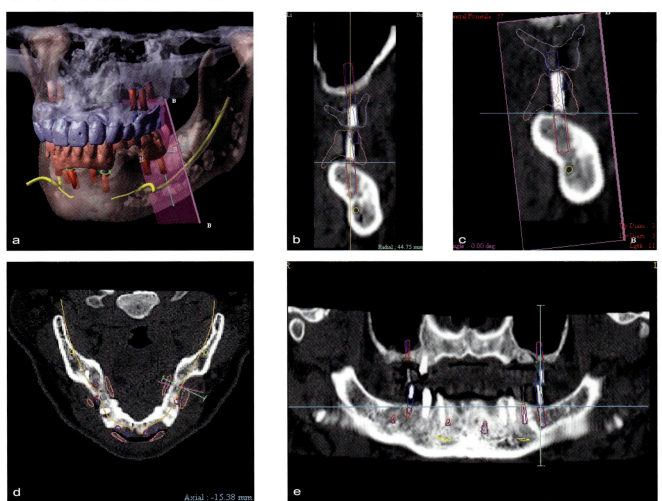

図5-a〜e 下顎の顎骨形態は、臼歯部において頬側の骨がなく、若干いびつな状態である。上顎は上顎洞底挙上をしないと埋入深度は確保できない。その点を加味してインプラント埋入計画を立てた。このように、骨形態がどのような状態になっているかは、CTでないとわからない。

chapter 3-2 インプラント埋入を熱望

サージカルガイドにてインプラント一次手術①：ガイドを用いたファーストドリリング

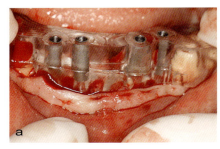
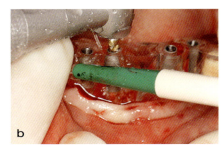
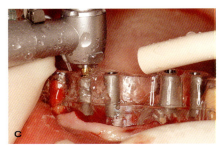

図6-a～c　前歯部は抜歯後のため正確な骨形態を把握するべく、フラップを開けた。2mmのツイストドリルで最初のドリリングを行う。

サージカルガイドにてインプラント一次手術②：フリーハンドでのドリリング

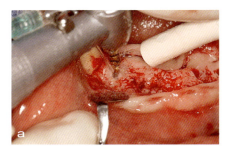
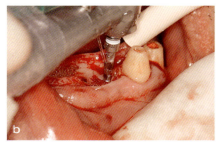
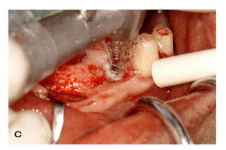

図7-a～c　ガイドを外して、以降のドリルではフリーハンドでドリリングを行い、インプラント床を大きくしていく。

サージカルガイドにてインプラント一次手術③：インプラント埋入および縫合

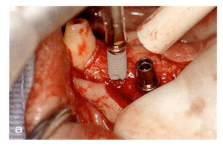
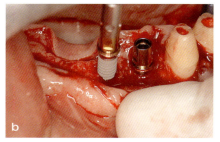

> **Clinical Point**
> インプラントの埋入ポジションはファーストドリルで決定する。

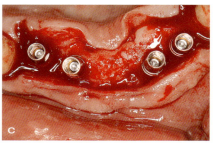
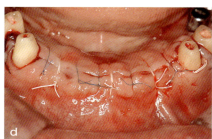

図8-a～d　その後もガイドは用いずに明視野でインプラント埋入している。

第3章　多数歯欠損：デンチャーかインプラントか、その勘所

下顎左側インプラント一次手術（フラップレス）

図9-a〜e　ガイドでドリリングをし、その後歯肉のパンチングをして、インプラントを埋入。最後にテンポラリーヒーリングアバットメントを装着。

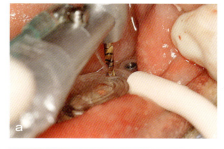
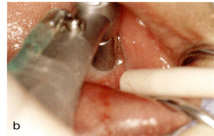
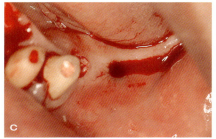
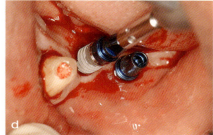
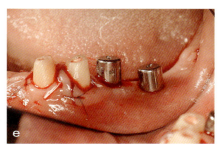

下顎右側インプラント一次手術（フラップレス）

図10-a〜d　下顎左側（図9）と同じ要領でインプラントを埋入、最後にテンポラリーヒーリングアバットメントを装着。

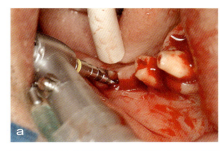
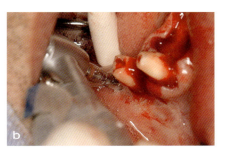
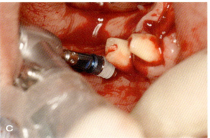
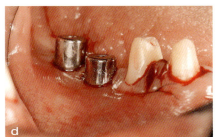

Clinical Point

当時、フラップレスでインプラント埋入行ったが、歯槽粘膜の状態がわからないので、付着歯肉がない部位にインプラント埋入をしてしまっている。そのため、のちに遊離歯肉移植を余儀なくされた。フラップレス手術は、角化歯槽粘膜の存在、幅が重要なポイントとなる。

chapter 3-2 インプラント埋入を熱望

インプラント補綴技工操作①:下顎左側

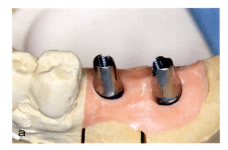
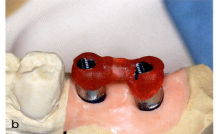
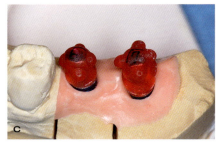
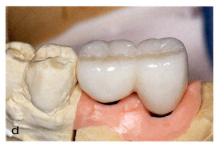

図11-a～d 内外冠の作製とコミュニケーションジグの作製。ピックアップ印象のためのコーピング(c)、プロビジョナルレストレーション(d)。

Clinical Point

チェアサイドを簡素化するために、内冠、コミュニケーションジグ、印象用コーピング、プロビジョナルレストレーションの作製を同時に行う。

インプラント補綴技工操作②:下顎右側

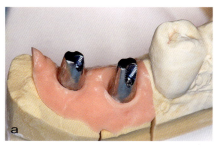
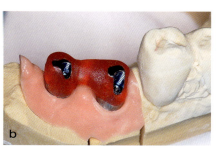
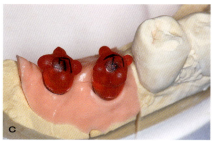
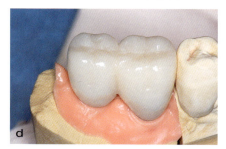

図12-a～d 右側臼歯部も左側(図11)と同様に技工操作を行い、プロビジョナルレストレーションを製作する。

第3章 多数歯欠損：デンチャーかインプラントか、その勘所

インプラント再埋入

Clinical Point
インプラントの再埋入では、初期固定を確実に取り、プロビジョナルデンチャーで負荷がかからないように確実に内面をリリーフする。

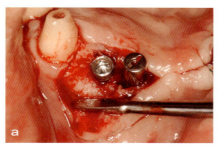
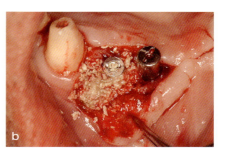
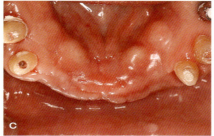
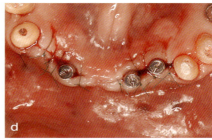

図13-a〜d　二次手術時に、オッセオインテグレーションが得られなかった3̄のインプラントを再埋入した。

上顎右側インプラント埋入：ソケットリフト

Clinical Point
ブラインドでの処置のため、上顎洞粘膜が破れないように、時間をかけてゆっくり挙上していくことがポイントである。

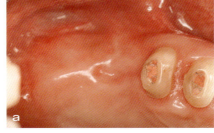
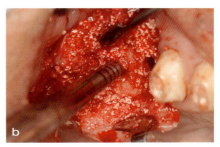
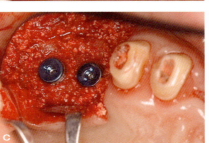
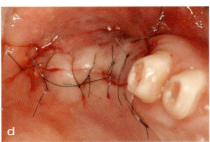

図14-a〜d　7̄6̄部ソケットリフト。この後、同様の処置を左側にも行った。

Recommended material

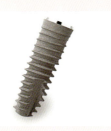

**ザイブインプラントシステム
（デンツプライシロナ社製）**

　柔軟な選択肢、汎用性の高さ、すぐれた初期固定が特長。ザイブインプラントシステムでは、外科処置、補綴処置においてもその制約のないインプラント治療を提供している。革新的なスレッドデザインと骨質に合わせた埋入窩形成プロトコルは、どんなタイプの骨質でも非常に安定した初期固定を得ることができる。補綴処置における幅広いソリューションは、難症例であっても実用的で信頼性の高い補綴処置を可能する。

ソケットリフト術前・術後のパノラマエックス線写真

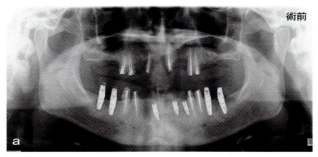
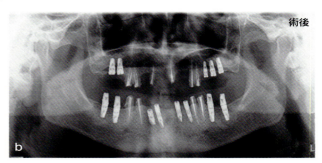

図15-a、b　上顎インプラント治療術前・術後の比較。安全・確実に上顎洞底を挙上することができた。

最終プロビジョナルレストレーション装着時

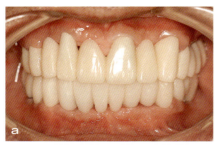
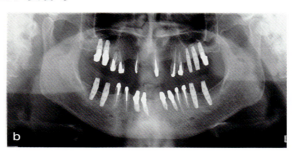
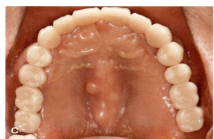
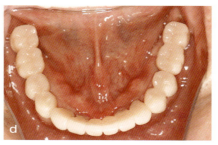
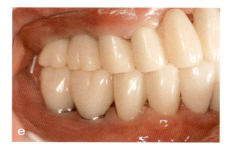
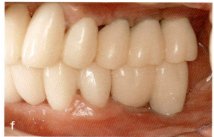

図16-a〜f　最終プロビジョナルレストレーション装着時。本来であれば、ここから矯正治療を行うと、歯頸ラインの整合性がとれ、より完成度が増し、きれいに仕上がるが、患者はこれで満足し、矯正は望まなかった。

Clinical Point

最終プロビジョナルレストレーションは、仕立てスーツの仮縫いと同じであり、患者の満足度を評価する。

第3章 多数歯欠損：デンチャーかインプラントか、その勘所

術後の口腔内およびパノラマエックス線写真

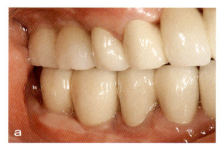
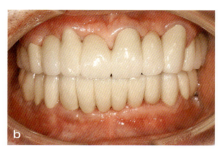
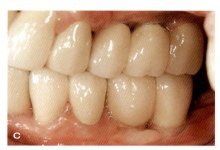
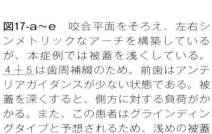
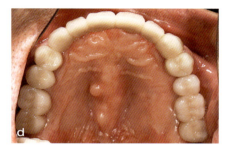
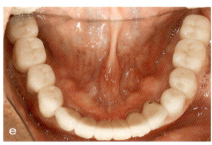

図17-a〜e 咬合平面をそろえ、左右シンメトリックなアーチを構築しているが、本症例では被蓋を浅くしている。4+5 は歯周補綴のため。前歯はアンテリアガイダンスが少ない状態である。被蓋を深くすると、側方に対する負荷がかかる。また、この患者はグラインディングタイプと予想されるため、浅めの被蓋とした。

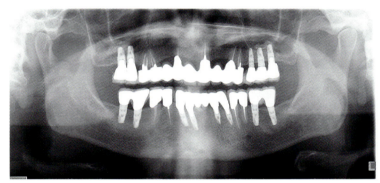

図18 十分上顎洞底は挙上され、インプラント周囲歯周組織も安定している。

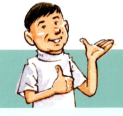

本症例のまとめ

　多数歯欠損の患者を治療するにあたっては、オーバーレイタイプのプロビジョナルレストレーションの活用が有効である。支台歯になると、歯周外科やインプラント治療も非常にやりやすくなる。また、スケーリングを含めたプラークコントロールも行いやすい。

　本症例では、固定性の補綴となったが、仮にオーバーレイタイプの補綴となる場合であっても、患者からは理解が得やすい。

chapter 3-3 重度歯周病をともなう多数歯欠損

01 舌房の狭窄と睡眠時無呼吸症候群
初診時2001年症例（Dr.上田42歳時）

1983 ── 2001 ──────────── 2018

患者のバックグラウンド　患者：47歳、男性　初診：2001年2月　主訴：インプラントをしてほしい

- 性格的には人柄の良い中年男性。
- 前医で「全部歯を抜いて歯を入れ歯にしなければいけない」と言われ、紹介で来院。
- インプラント治療を希望しているが、「できる限り歯は抜かないで残してほしい」との希望がある。

初診時

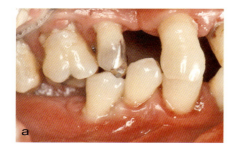
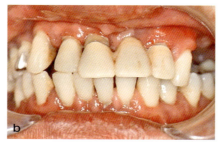
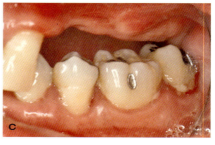
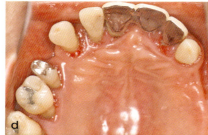
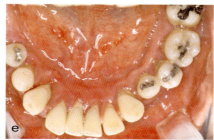

図1-a～f　初診時の口腔内およびデンタルエックス線写真。重度の骨吸収が認められ、上下顎がフレアーアウトしている。咬合高径の低下が疑われる。

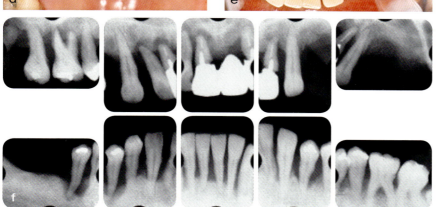

この症例のポイント
歯周病ステージ4による咬合崩壊への対応。

第3章 多数歯欠損：デンチャーかインプラントか、その勘所

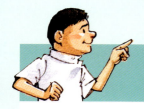

初診時の考察 〜診査・診断〜

　残存歯の重度の歯種病（ステージ4）、顎堤の高度な吸収、咬合平面の乱れおよび歯列不正、上顎の多数歯欠損。また、顎位の低下、舌房の狭窄、舌突出癖が見られる。

　7 5 3|3 は最終的に残すことができた。ただ、本来であれば、歯を抜いてボーンアンカードブリッジにしたほうが、患者・術者ともに負担がないと思われる。

症例難易度 ▶ 歯周病による重度骨吸収で、インプラントが困難であり、また歯を保存することで、埋入部位が制限される。

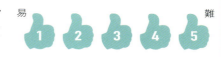

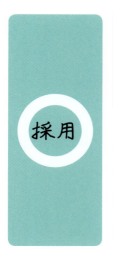

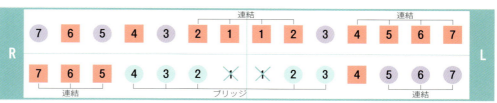

保存不能歯の抜歯
上顎暫間義歯装着
下顎歯列矯正
骨増生・インプラント治療

　歯周初期治療、上顎の保存可能な歯の歯内療法後、保存不能な歯の抜歯、上顎の即時暫間義歯装着後、再評価をし、歯周外科（内部環境の整備）を行う。その後、下顎は歯列矯正にて歯の移動を行った。

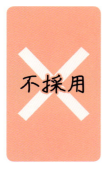

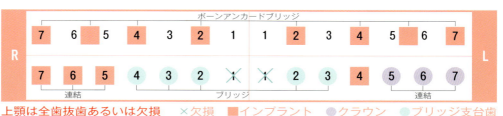

上顎は全歯抜歯あるいは欠損　×欠損　■インプラント　●クラウン　●ブリッジ支台歯

　本来であれば上顎の残存歯はすべて抜歯をし、ボーンアンカードブリッジとしたほうが、術者・患者ともに楽である。しかし患者が望まなかったため、不採用となった。

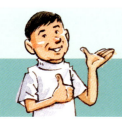

患者に対して行った説明・コミュニケーション

- 「歯を磨く癖を身につけてください」。
- 「すべての歯を抜かないにしても、全体的にあまりいい状態ではありません」。
- 「だからメインテナンスが大事ですよ」。
- 「治療が終わっても、メインテナンスを続ける中で抜歯をする可能性がありますよ」。

chapter 3-3　重度歯周病をともなう多数歯欠損

Dr. 上田の目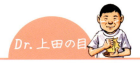

舌のスペース

いわゆる舌は大きな筋肉の塊で、舌房に十分なスペースがないと、歯を押したり、舌が低位気味になったりする恐れがあるので、咬合崩壊症例では、舌房を確保するために、咬合高径の拳上が必要となる。低くなると、舌が後ろ側に引かれて、睡眠時無呼吸症候群に類似した状態になる。

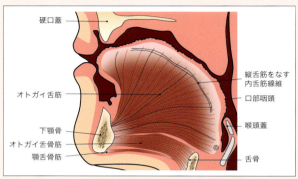

文献32・Drake RL, Vogl AW, Mitchel AwM, Tibbitts RM, Richardson PE（2008）より引用改変。

睡眠時無呼吸症候群（SAS：Sleep Apnea Syndrome）

気道の閉塞などの原因で、睡眠中に何回も呼吸が止まる病気である。いびきや起床時の頭痛、日中の眠気や倦怠感などの症状がある。また、高血圧や脳卒中などの循環器疾患や糖尿病などの合併症を引き起こすこともある。これは、下顎の後退により起こる。

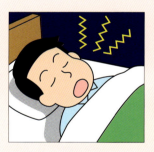 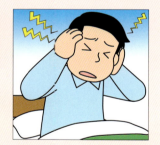 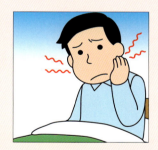 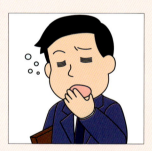

舌骨付近の筋肉

舌骨にはさまざまな筋肉が付着しており、下顎が後方に下がることで連動し、舌骨が気道を狭窄する。

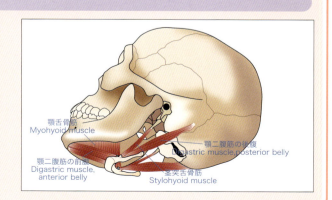

文献3・井出吉信, 中沢勝宏（1990）より引用改変。

第3章　多数歯欠損：デンチャーかインプラントか、その勘所

インプラント術前処置

Clinical Point
プロビジョナルデンチャー下で歯周外科処置を行い、歯の部位は十分にリリーフする。

① 歯周初期治療
② 保存可能な歯の歯内療法（上顎）
③ 保存不能な歯の抜歯
　　即時暫間義歯（上顎）
④ 再評価
⑤ 歯周外科（内部環境の整備）
⑥ 歯移動（下顎）

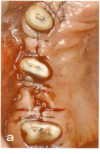
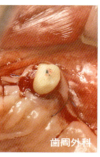
歯周外科

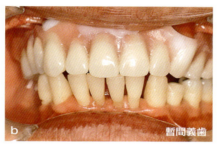
b　暫間義歯

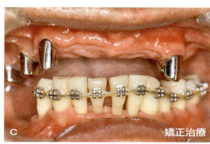
c　矯正治療

図2-a～c　咬合崩壊症例では、オーバーレイのデンチャーを使用しながらの治療が最適である。

Simplantによる三次元的シミュレーション

Clinical Point
三次元的なシミュレーション画像は、患者の視覚的な理解を得やすい。

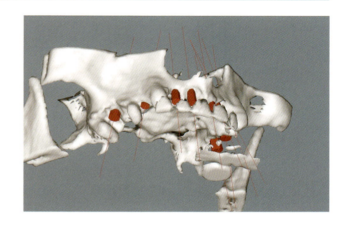

図3　重度歯周病の症例の抜歯は、顎低吸収が著しい。すべての部位に骨増生が必要となる。

上顎左側臼歯部：スプリットクレスト＋ソケットリフト

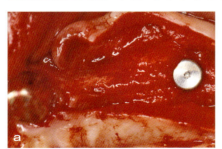
a

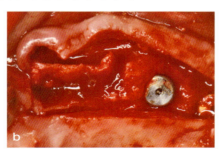
b

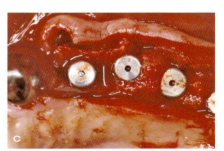
c

図4-a～c　大臼歯部にはソケットリフトを行い、狭小した顎堤の5 4|相当部は、スプリットクレストにて骨増生を図った。

chapter 3-3 重度歯周病をともなう多数歯欠損

治療終了時

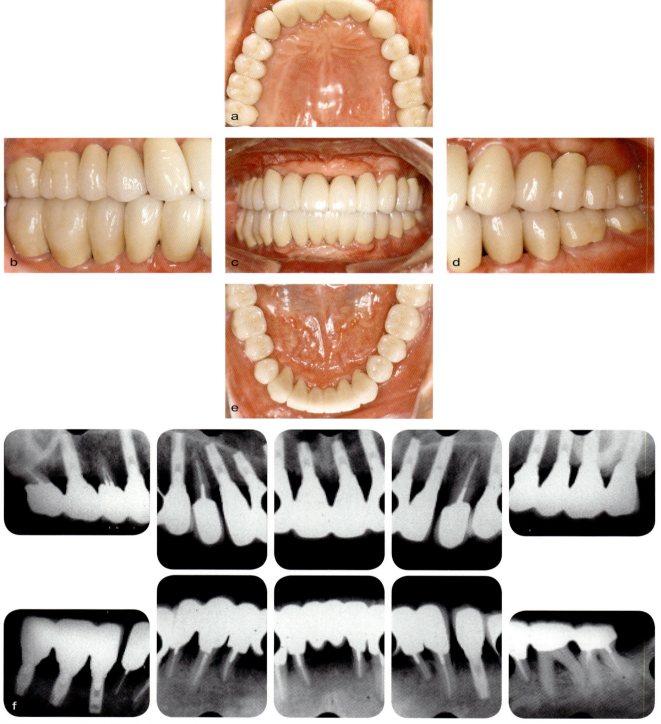

図5-a〜f　術後の口腔内およびデンタルエックス線写真。咬合平面をそろえ、左右シンメトリックなアーチを目指し、十分な咬合高径を獲得した。エックス線上では、骨吸収が著しい部位があり、メインテナンスが重要となる。

第3章　多数歯欠損：デンチャーかインプラントか、その勘所

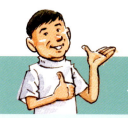

本症例のまとめ

　重度歯周病罹患歯を保存したことで、治療が煩雑になり、術者、患者ともに、苦労をした。現在は、他院でのメインテナンスをされている。

　重度歯周病の症例は、歯の位置異常が著しいため、矯正でのアライメントが必要となるが、歯周組織の喪失が多いため、審美的に仕上げることは困難を極める。また、このような症例の術後管理は頻繁に行う必要がある。

Recommended material

Simplant
（デンツプライシロナ社製）

　正確で予知性の高い外科オプションを歯科医師に提供する治療計画ソフトウェア。このソフトウェアにより、歯科医師は患者の解剖学的構造を評価して、提案する補綴物との正確な関連性を確認することができる。また、治療計画をスタッフ、歯科技工所、および患者へ伝えることができるため、計画によって実際に得られる結果を全員が正確に理解することが可能。

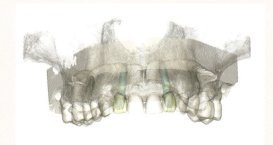

179

chapter 3-4 重度歯周病にともなう無歯顎

01 残存歯抜歯と判断したケース
初診時2001年症例
（Dr. 上田42歳時）

1983 — 2001 — 2018

患者のバックグラウンド　患者：38歳、男性　初診：2001年3月　主訴：歯が動いて食事ができない

- 優秀な営業マン。
- 扱いづらい厳しそうな性格。
- 説明に対しては真摯的に答え、「この際治療はしっかりとやりたい」と希望していた。

初診時

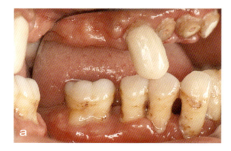
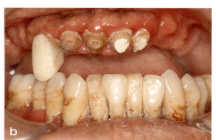
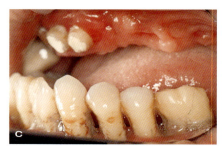
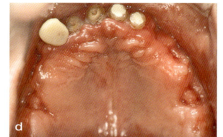
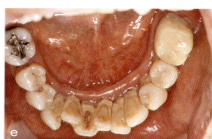

図1-a〜f　初診時の口腔内およびデンタルエックス線写真。全顎的に発赤・腫脹が強く、重度の歯周病のため、全歯保存不能の状態である。犬歯の位置関係から、骨格性のⅢ級となっている。

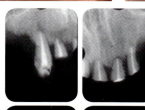
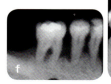
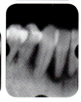
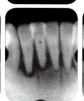
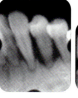
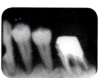

この症例のポイント
骨格性のⅢ級。上顎にインプラントを入れると、側方の荷重負担になりやすい。

第3章 多数歯欠損：デンチャーかインプラントか、その勘所

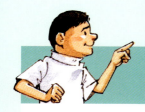

初診時の考察 〜診査・診断〜

重度の歯周病により、全歯抜歯となる。骨格性のⅢ級の場合、上顎にインプラントを入れると側方の荷重負担が起こりやすいので、デンチャーとする計画を立てた。そして、下顎のインプラントを計画した。すべての歯を抜いたのち、「早く噛めるようにしてほしい」との要望から、下顎は抜歯即時でインプラントを埋入することとした。

症例難易度▶ 上顎はコンプリートデンチャー、下顎はボーンアンカードブリッジで対応するが、初めてのフルでの抜歯即時埋入・即時荷重症例となるため。

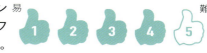

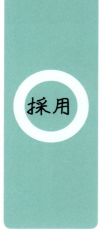

採用

残存歯はすべて抜歯　　×欠損　■インプラント　●クラウン　●ブリッジ支台歯

- 上顎予後不良歯抜歯
- 暫間義歯の装着
- 下顎予後不良歯の抜歯、インプラント治療
- 補綴装置の製作

上顎にインプラント補綴を行うと、ほかにも、口蓋側にフィクスチャーが位置するため、磨きにくいという欠点が生じる。コントロールが困難なため、あえて行うとすればインプラントオーバーデンチャーという選択肢になるであろう。

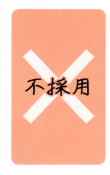

不採用

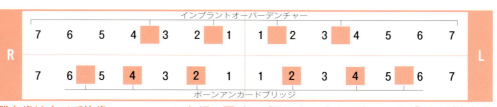

残存歯はすべて抜歯　　×欠損　■インプラント　●クラウン　●ブリッジ支台歯

上顎をインプラントオーバーデンチャーとする計画。特に必要性を感じず、通常のデンチャーで対応できると考えたため、不採用となった。

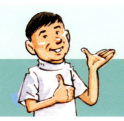

患者に対して行った説明・コミュニケーション

- 「歯周病がひどく、歯は全部抜かないといけません」。
- 「上下のインプラントを望まれていますが、上顎はデンチャーのほうが安心ですよ」。
- 「抜歯をすることになるので、メインテナンスにはきちんといらしてくださいね」。

chapter 3-4 重度歯周病にともなう無歯顎

Simplantによる術前診断

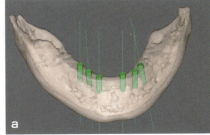
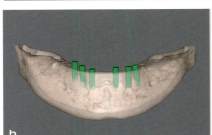
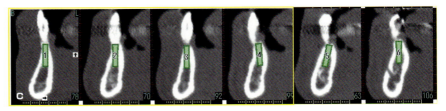
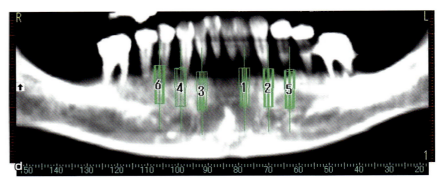
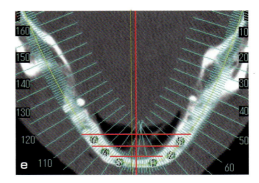

図2-a～e 下顎は6本の埋入計画を立てた。多少のカンチレバーになるが、さほど問題は生じないだろうと考えた。骨もある程度存在した。下歯槽管までの距離もあった。計画時には下顎に垂線を入れ、左右均等になるように計画した（e）。

暫間義歯の製作

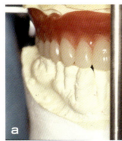
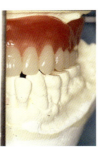
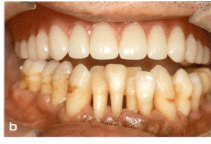
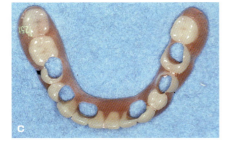
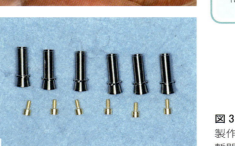
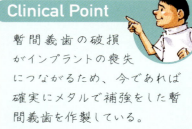

Clinical Point
暫間義歯の破損がインプラントの喪失につながるため、今であれば確実にメタルで補強をした暫間義歯を作製している。

図3-a～d 術前準備として暫間義歯を製作する。上顎は平面をそろえて、下顎暫間義歯は、口腔内で装着した。

インプラント一次手術

Clinical Point
抜歯する歯であっても、感染を防御するために、スケーリングを行い、可及的に炎症を抑える。

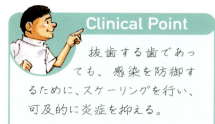
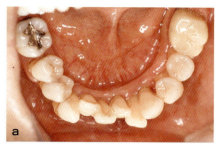
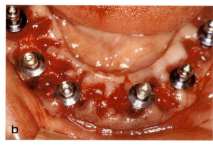
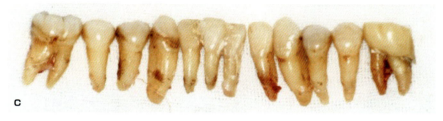

図4-a〜c　初期治療終了時(a)、インプラントの埋入(b)、抜去された12本の歯。

インプラント一次手術

図5-a、b　術前のSimplantの情報および抜歯窩を頼りに埋入位置を決定する。位置情報がわからないため、左右半分ずつ抜歯している。また、炎症を可及的に取るため、抜歯に際し初期治療のみは行っている。

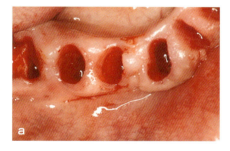
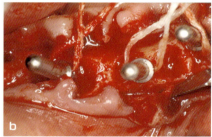

抜歯即時埋入・即時荷重インプラント

Clinical Point
肉芽を可及的に取っても、内在する結合組織には炎症があるために、トリミングをし(b)、プロビジョナルレストレーションを装着した。

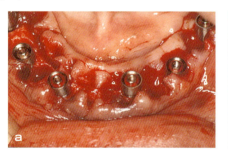
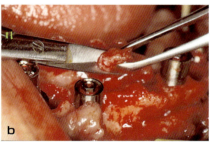
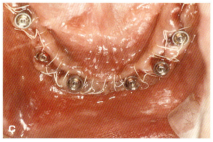
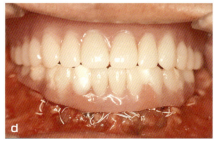

図6-a〜d　インプラントの埋入、縫合、プロビジョナルレストレーションの装着。

印象採得

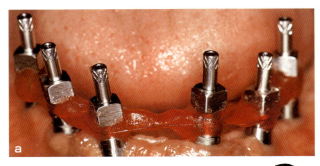
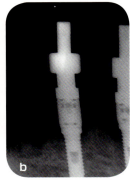
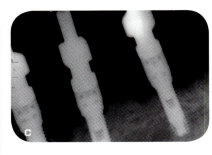

Clinical Point
印象用コーピングの適合を確かめるため平行法でエックス線撮影を行う。

図7-a～c インプラントの位置関係が重要なため、印象は正確に行う。パターンレジンで印象用コーピングを連結。適合はエックス線で確認する。

サブストラクチャー再製作

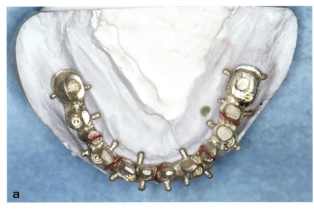

Clinical Point
当時用いたのは金合金でのサブストラクチャーであるが、パッシブフィットの適合は至難の業であった。

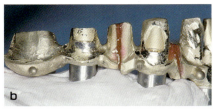
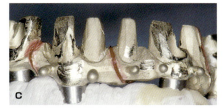
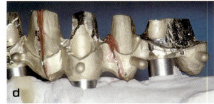

図8-a～d 何度となくろう着を繰り返した。

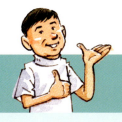

本症例のまとめ

　本症例では、上顎はデンチャーとなった。
　骨格性のⅢ級は、上顎のアーチが狭くなっているため突き上げが起こり、義歯も安定しづらいが、インプラントを採用するときには、十分な診査・診断が重要である。舌房の観点からは、下顎フルでのボーンアンカードブリッジは優位となる。本症例では、上顎は諸事情によりフルデンチャーとなったが、欠損補綴としては、ベストチョイスと考える。

第3章 多数歯欠損：デンチャーかインプラントか、その勘所

口腔内での試適とエックス線による適合の確認

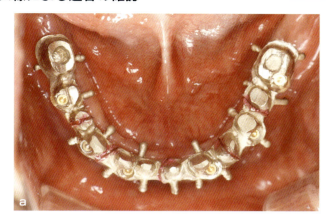

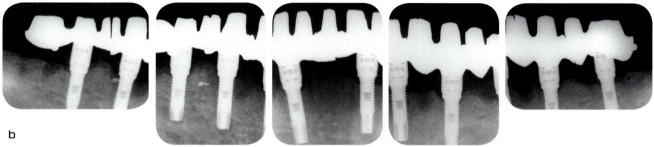

図9-a、b　エックス線で適合状態を確認。現在であればCAD/CAMによるサブストラクチャーの作製のほうがストレスフリーである。

術後口腔内およびエックス線写真

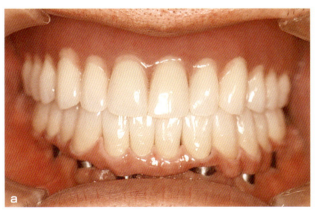
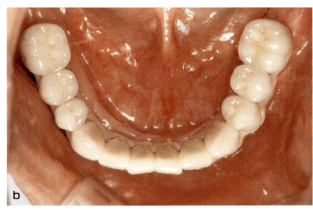

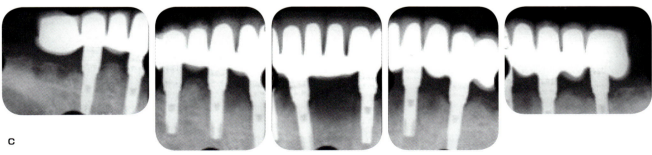

図10-a～c　咬合様式は義歯を安定させるため、バランスドオクルージョンとする。エックス線上では、インプラント周囲は非常に安定している。

chapter 3-5 上顎補綴装置の再製作を希望

01 パラファンクションにより歯根破折を生じた上顎無歯顎

初診時2008年症例
（Dr. 上田49歳時）

1983   2008 2018

患者のバックグラウンド 　患者 43歳、女性　初診 2008年3月　主訴 歯並びをきれいにしたい

- 職業は教師。
- 時間があまり取れない。
- お金をかけてもいいので、歯を何とかきれいにしてほしい。

初診時

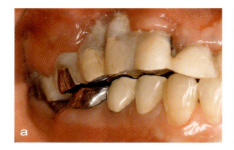
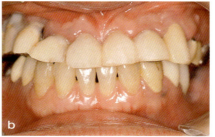
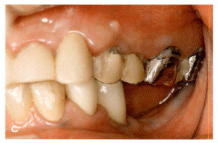
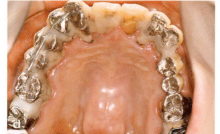
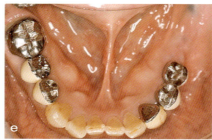
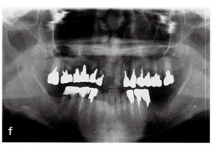
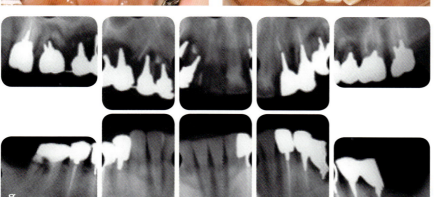

図1-a～g　初診時の口腔内およびデンタル、パノラマエックス線写真。歯周病による骨吸収は認められないが、多くの歯が破折している。

この症例のポイント
パラファンクションによる咬合崩壊への対処。

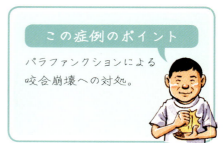

第3章　多数歯欠損：デンチャーかインプラントか、その勘所

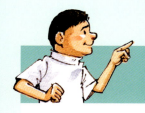

初診時の考察　〜診査・診断〜

上顎は1と7|7が保存可能。だが、インプラント治療を行うためにはすべて抜去する必要がある。下顎は5┼4が保存可能と思われる。口腔内を見ると全顎的に歯周病の状態は悪くない。

症例難易度 ▶ パラファンクションにおけるインプラントの対応となってくる。

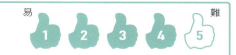

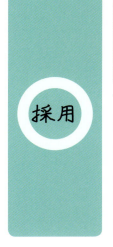

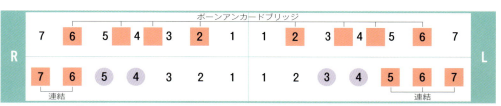

下顎は予後不良歯を抜歯後、左右両側にインプラント埋入、上顎は1と7|7以外の歯を抜歯後、プロビジョナルデンチャーを装着、ソケットリフト、インプラント埋入。上顎は免荷期間終了後、二次手術の際に、プロビジョナルデンチャーを支えていた1と7|7を抜歯する計画とした。

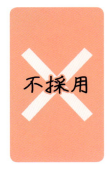

上顎を1と7|7を支台としたオーバーレイデンチャーとする計画。患者がインプラント治療を望んだため、この計画は採用しなかった。

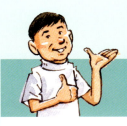

患者に対して行った説明・コミュニケーション

- 「上の歯は修理を繰り返していますが、抜かなければなりませんよ」。
- 「インプラントを希望された場合はすべて抜く必要がありますよ」。
- 「下の歯に関しては、2本抜く必要があります」。

chapter 3-5 上顎補綴装置の再製作を希望

下顎両側：インプラント埋入

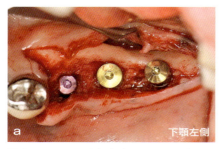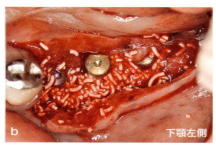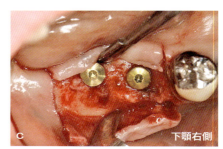

図2-a〜c　骨隆起を確認。骨不足部分に関しては、骨増生を行った。

サイナスリフト

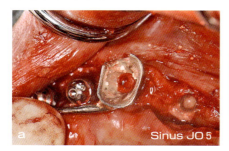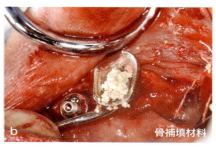

図3-a、b　補填材が散らばるので、著者考案のSinus JO 5（191ページ）を使用し、填入した。

上顎：インプラント埋入

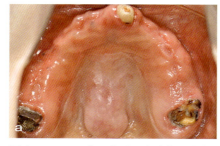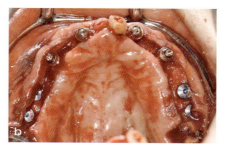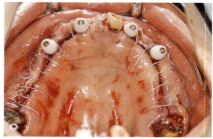

図4-a〜c　ソケットリフトを行ったため、即時負荷を行っていない。デンチャーの沈下を押さえるため、二次手術の時まで残存歯を残している。

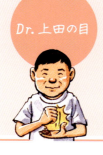

Dr. 上田の目

デンチャーを入れた際インプラントにかかる負荷について

　インプラント埋入後、プロビジョナルデンチャーを入れるとインプラントに負荷がかかるためリリーフが必要である。床下粘膜をとおしての過重が原因でロストにつながる恐れがある。したがって、本症例において残存歯を抜歯する時期を遅らせたように、免荷期間には配慮が必要である。

第3章　多数歯欠損：デンチャーかインプラントか、その勘所

治療終了時

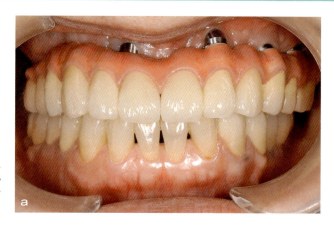

図5-a〜f　咬合平面をそろえる。歯肉頬移行部の磨きづらい部分に関しては、アバットメントを露出させている。

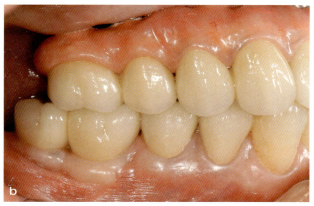
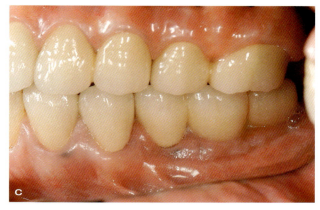
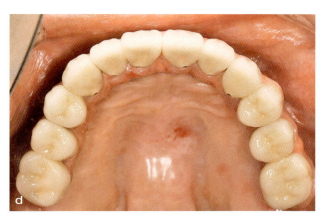
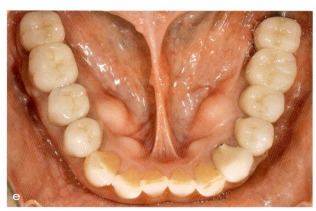

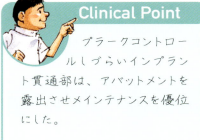

Clinical Point

プラークコントロールしづらいインプラント貫通部は、アバットメントを露出させメインテナンスを優位にした。

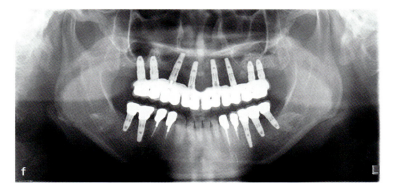

chapter 3-5 　上顎補綴装置の再製作を希望

術後8年9か月経過時（2018年3月）

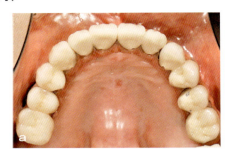
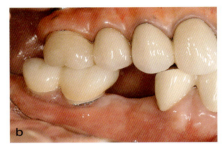
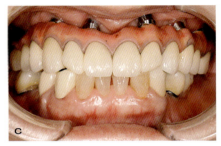
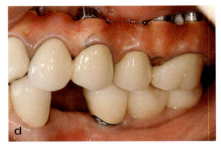
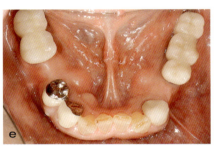

図6-a〜e　口腔内写真において、プラークコントロールが不良である。2|2はパラファンクションによる咬耗で、形態が変化している。5|、|4は、歯根破折で抜歯となった。再治療を提案するも、現在忙しく、時期を見てとのこと。

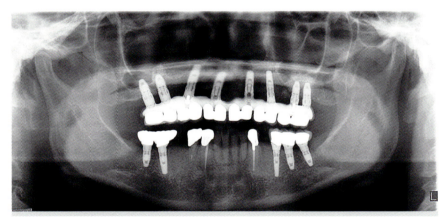

図7　パノラマエックス線写真において、顕著な骨吸収像は認められないものの、パラファンクションの症例は、不安が残る。|4が次に抜歯となる可能性が高いことは、患者に伝えてあり、TCHについての注意喚起は、しつこく行っている。

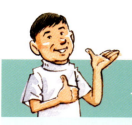

本症例のまとめ

　すべての症例に関して、埋入トルクでの判断とはなるが、即時負荷が行えるとは限らない。ただし、プロビジョナルデンチャーを入れても、フィクスチャーに負荷がかかることがあるので、十分なリリーフが必要である。

　本症例では、骨隆起の存在により、パラファンクションはわかっていたものの、上顎をフルのインプラントで対応し、下顎残存歯が2本破折してしまった。改めて、パラファンクションは、脅威である。上顎においての欠損補綴のベストチョイスは、デンチャーであったと考える。

Recommended material

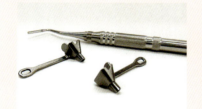

Sunus JO 5。

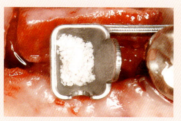

補填材の散乱なく、填入することができる。

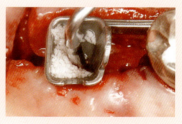

オステオトーム部を用いて上顎洞底へ補填材を填入する。

Sinus JO 5（サイナス ジョウゴ）
（福岡デンタル販売社製）
　Sinus JO 5 は2つの器具で構成されている。1つは漏斗で、もう1つはスティック状の器具である。漏斗は、インプラントホールに設置し補填材を無駄なくホール内に填入していく道具であり、スティックは補填材を確実に漏斗まで運ぶスプーンの形態と、漏斗より補填材を上顎洞内に填入するテーパーの付いていないオステオトームの形状が両端に付与されている器具である。漏斗は、近遠心的幅径7.5mmの上部に補填材を入れ、直径2.8mmの先端部から補填材を押し出す構造となっている。これにより、補填材の散乱を防ぐことができる。
　また、近心部には凸部、側方部には凹部の形態が付与されており、スティック部に付着した補填材を削ぎ落とすこともでき、補填材の無駄を極力防ぐ機能が付いている。さらに頬側には持ち手が付いており、漏斗をしっかり把持できるようにもなっている。そのため、左用と右用が用意されている。

chapter 3-5 上顎補綴装置の再製作を希望

02 咬合高径、舌房と発音障害の問題
初診時2006年症例
（Dr. 上田47歳時）

1983　　 2018

患者のバックグラウンド　患者：50歳、女性　初診：2006年9月　主訴：歯がグラグラするので歯を入れてほしい

- 気が弱そうで、怖がりな性格。
- 歯科治療に対して話はきちんと聞いてくれ、自ら質問もしてくる。

初診時

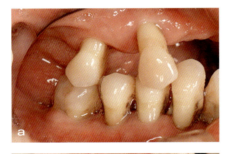
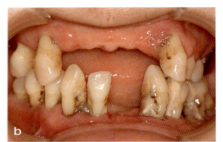
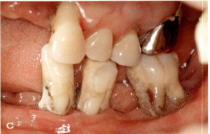
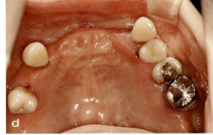
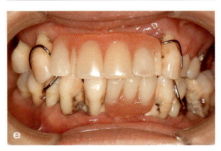
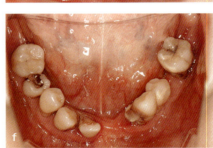

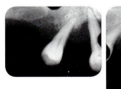
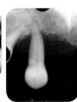
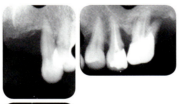
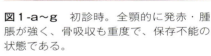

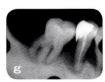

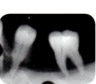

図1-a〜g　初診時。全顎的に発赤・腫脹が強く、骨吸収も重度で、保存不能の状態である。

この症例のポイント
重度歯周病による無歯顎への症例への対応。

第3章　多数歯欠損：デンチャーかインプラントか、その勘所

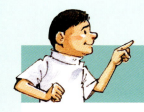

初診時の考察 〜診査・診断〜

重度歯周病で、|4 以外はすべて保存不能な状態。抜歯をすることにした。

あとは補綴装置をどうするか（デンチャーか、インプラントか）という判断になる。

症例難易度▶ 左側下顎の骨吸収が重度であり、インプラントの埋入が困難である。

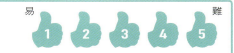

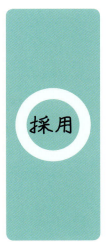

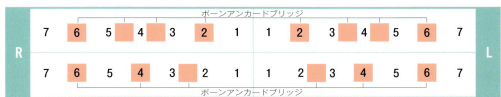

残存歯は|4 以外抜歯　　×欠損　■インプラント　●クラウン　●ブリッジ支台歯

抜歯
暫間義歯装着
インプラント埋入
補綴処置

重度歯周病のため保存不能な歯（|4 以外）を抜歯し、暫間義歯を作製・装着。下顎は6本のインプラント、上顎は上顎洞底挙上術とともに8本のインプラント埋入を計画した。なお、上下顎ともには即時荷重とし、埋入手術時に|4 を抜歯することとした。フルブリッジの人工歯は、トラブルが起きた時のことを考え、Individual Crownとする計画を立てた。

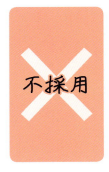

残存歯は|4 以外抜歯　　×欠損　■インプラント　●クラウン　●ブリッジ支台歯

|4 を内冠として上顎をオーバーレイデンチャーとする計画。患者がインプラントを望んだため、この計画は採用しなかった。

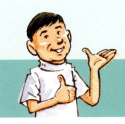

患者に対して行った説明・コミュニケーション

- 「全部の歯が抜歯になりますよ」。
- 「インプラントにするのであれば、手術は上下2回に分けて行います」。
- 「困ると思いますので、まず仮歯を最初に作りましょう」。
- 「傷が治ってから3、4か月待って、インプラントを入れるようにしましょう」。

chapter 3-5 上顎補綴装置の再製作を希望

術前のパノラマエックス線および抜去された下顎8本の歯

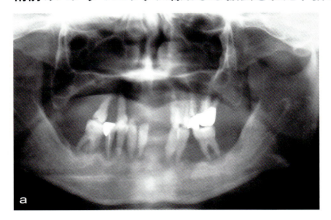
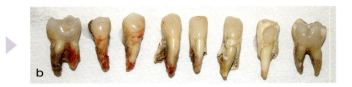

図2-a、b　左側に関しては、下歯槽管までの距離が6mm程度しかない。上顎は、上顎洞底挙上術が必要である。抜去した歯は根尖付近まで歯石が付着している。

暫間義歯およびラジオグラフィックガイド

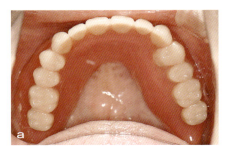
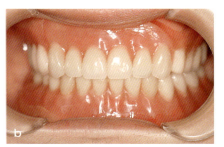
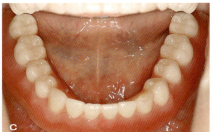
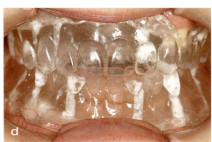

Clinical Point
暫間義歯であっても、それが補綴につながるので、咬合平面や咬合高径、アーチ、インサイザルエッジポジションなどきちんと作らなければならない。dは診断用のガイドをコピーデンチャーにて作製した。

図3-a〜d　暫間義歯（a〜c）およびコピーデンチャー（d）。

抜歯後のパノラマエックス線写真

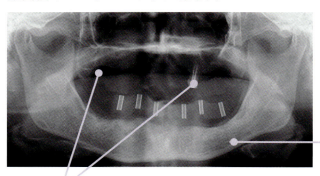

図4　抜歯後、若干の骨吸収が認められた。

POINT
左側下顎臼歯部において下歯槽管までの距離がない（6mm程度）

POINT
骨吸収により上顎洞底までの距離が不足している

第3章　多数歯欠損：デンチャーかインプラントか、その勘所

コンピュータシミュレーション

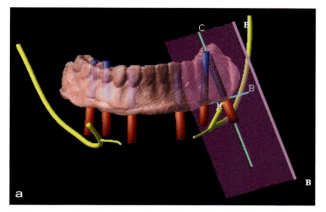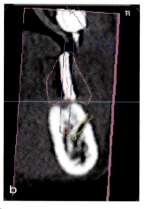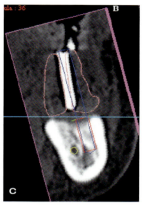

図5-a〜c　下顎に関しては、6｜相当部は頬側側に骨量を確認。｜4相当部は舌側に骨量を確認。シミュレーションしたフィクスチャーより、ワンサイズ短いものを、慎重を期して使用した。

Clinical Point

下顎の｜4 6においては、起始点をコンピュータガイドでマーキングし、その後、ゆっくりとラウンドバーで皮質骨内側を感知しながらドリリングを行う。現在であれば、ディレクションインジケーターを設置し、術中にCBCTで確認する。

術前の咬合面観

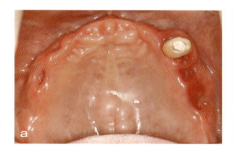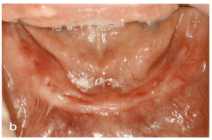

図6-a、b　顎堤の吸収が著しい状態である。

下顎：コンピュータガイドを用いたインプラント埋入

Clinical Point

コンピュータガイドは絶対に信用できるわけではないので、用いても正確無比にインプラント埋入は行えないことを念頭に置いておく必要がある。

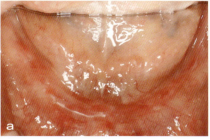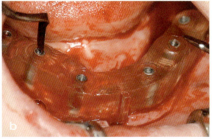
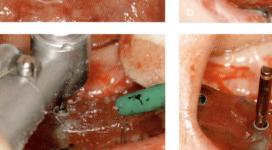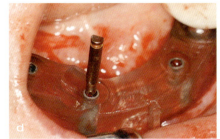

図7-a〜d　骨支持タイプのサージカルガイドを用い、インプラントを慎重に埋入していく。

195

chapter 3-5 上顎補綴装置の再製作を希望

暫間補綴物による即時荷重

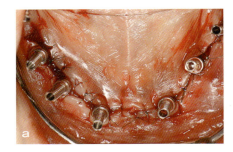
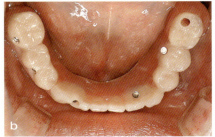
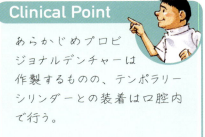

Clinical Point
あらかじめプロビジョナルデンチャーは作製するものの、テンポラリーシリンダーとの装着は口腔内で行う。

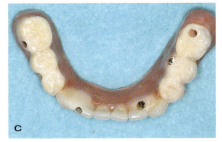
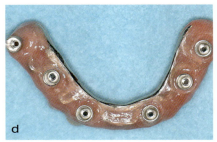

図8-a～d　暫間義歯はメタルフレームによる補強が必須である。

上顎の治療計画（シミュレーション）

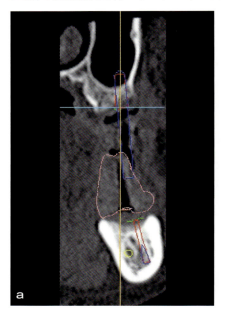
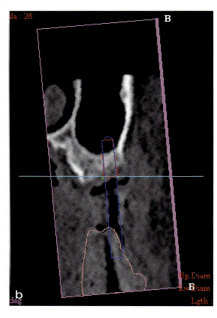

Clinical Point
上顎洞底挙上術を行ったのちに埋入したフィクスチャーには、即時荷重を与えない。

図9-a、b　口蓋が高い症例は頬舌的に上顎洞径が狭いので、速やかな骨形成が予想される。

Clinical Point
ソケットリフトは、ブラインドな処置のため焦らずゆっくり挙上しないと、上顎洞粘膜のパーフォレーションにつながる。

第3章　多数歯欠損：デンチャーかインプラントか、その勘所

上顎：オープンフラップによるインプラント埋入・即時荷重・暫間補綴装置装着

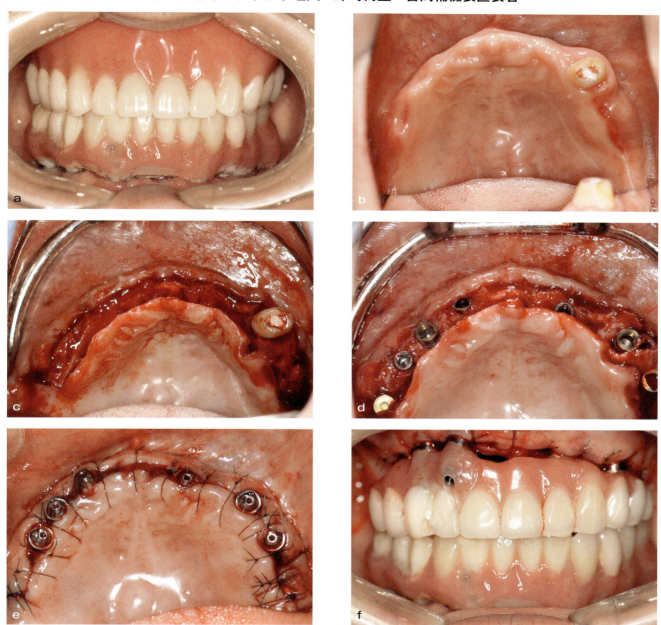

図10-a〜f　8本のインプラントを骨の形態を目視で確認しながらフリーハンドで埋入。この際、|4 は抜歯している。その後、プロビジョナルレストレーションを装着。

Clinical Point

埋入1か月くらいまでは、危ないのでなるべく硬いものを噛まないでほしいとの話を患者にしている。

治療経過：パノラマエックス線写真

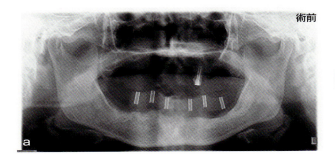
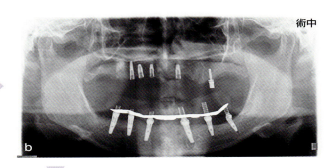
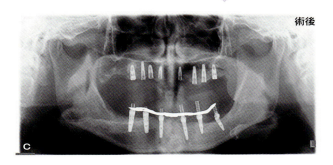

図11-a〜c　インプラントの埋入位置・方向、上顎洞底の挙上の状態を途中でパノラマエックス線を撮影しながら確認し、施術を行った。

印象採得

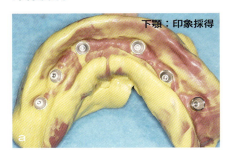
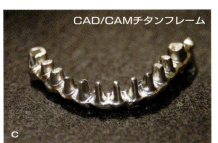
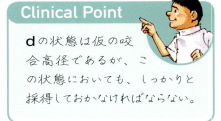
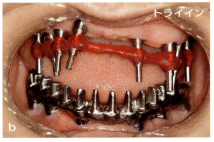
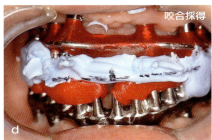

Clinical Point
dの状態は仮の咬合高径であるが、この状態においても、しっかりと採得しておかなければならない。

図12-a〜d　チタンフレームをまず作製するため、インプラントの位置関係を重視し、パターンレジンで固定をし、上下別々に印象採得を行った。

咬合高径の評価

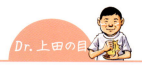
Dr. 上田の目

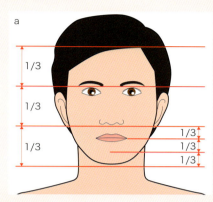

咬合高径の評価①
Pattersonによるvertical balanced facial proportions.

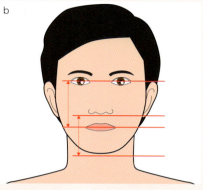

咬合高径の評価②
Willis法。瞳孔から口裂までの垂直的距離と、鼻下点からオトガイ底までの垂直的距離は等しいとする。総義歯症例に使用されることが多い。

　咬合高径の評価は、上記以外にも「セファロ分析法」や「前歯歯冠長による決定法」などがあるが、咬合高径の決定は1つの方法だけに頼るのではなく、いくつかの方法を組み合わせて総合的に判断することが好ましい。なお、筆者はおもにWills法を使っている（文献14・有床義歯補綴診療のガイドラインより）。

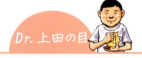
Dr. 上田の目

Palatogram Analysis（Palatogramの典型的な形）

　アーチが狭いとコンプリートデンチャーでも、インプラントブリッジでも、構音障害になることがありうる。そのため、きちんと考慮して補綴装置を作製する必要がある。青色が発音時に舌が当たるところである。

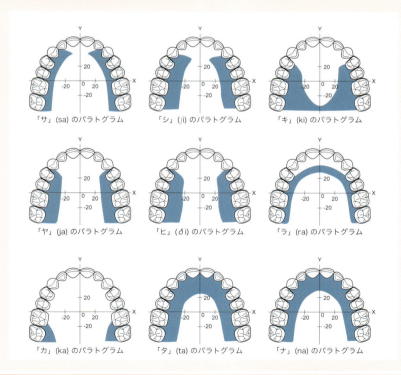

「サ」(sa) のパラトグラム　「シ」(ʃi) のパラトグラム　「キ」(ki) のパラトグラム

「ヤ」(ja) のパラトグラム　「ヒ」(ði) のパラトグラム　「ラ」(ra) のパラトグラム

「カ」(ka) のパラトグラム　「タ」(ta) のパラトグラム　「ナ」(na) のパラトグラム

文献10・北村　徹(1992) / 文献12・木村智憲, 下尾嘉昭(2012)より引用・改変。

垂直的・水平的下顎位の決定

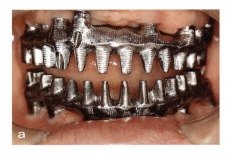 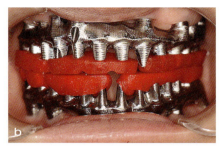 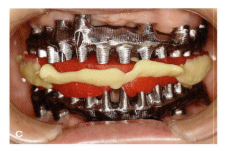

図13-a〜c　パターンレジンとラミテックにて、下顎位を採得した。ここはきわめて重要な工程であり、十分慎重に行う。

咬合平面の適正化

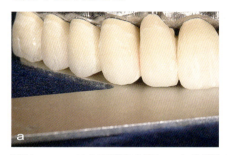 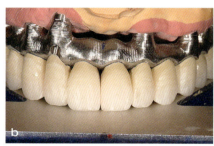 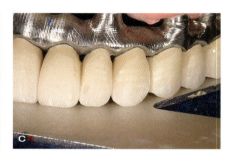

図14-a〜c　咬合平面板を用い、上部構造の咬合平面の適正化を行った。

スマイルラインの確認

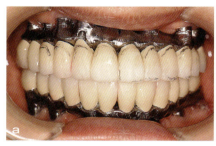 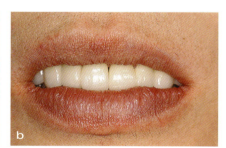 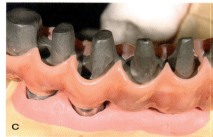

図15-a〜c　補綴物を試適し（a：黒線部分は歯頸ラインの決定のため目安として引いた線）、スマイルラインを確認し（b）、硬質レジンで歯肉部分を作製（c）。

咬合平面の適正化：左右シンメトリックなアーチの構築

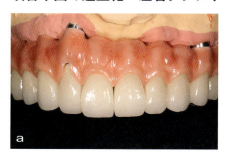 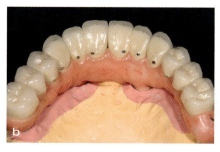

図16-a、b　左右シンメトリックなアーチを構築した。

側方調節湾曲の適正化

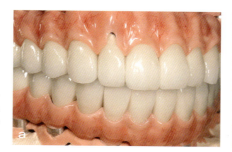 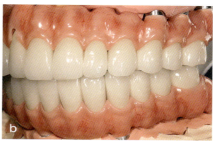

図17-a、b ほぼ湾曲させず、ストレート気味に咬合平面作っている。湾曲をつけると、両側性の平衡咬合（バランスドオクルージョン）になりやすい。

上部構造：Individual Crown（PFM）

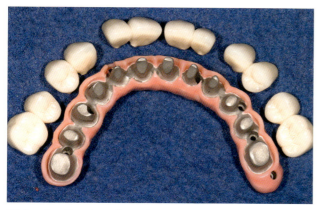

図18 人工歯にトラブルが起きた時の対応を考え、Individual Crownとした。

治療後の口腔内・正面観

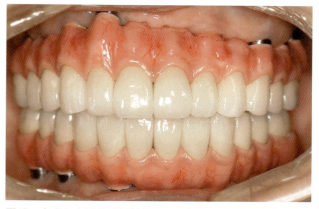

図19 完成した最終補綴装置。骨頸部が低く、磨きづらいため、あえて一部アバットメントを露出させている。

治療後の口腔内・咬合面観、側方面観

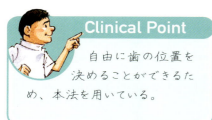

Clinical Point 自由に歯の位置を決めることができるため、本法を用いている。

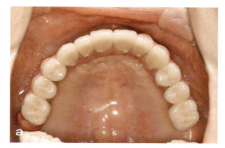 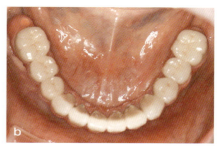
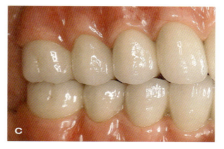 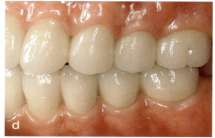

図20-a～d 咬合平面をそろえて、左右シンメトリックなアーチとした。フルデンチャーを目指した作りとしている。

chapter 3-5　上顎補綴装置の再製作を希望

術後のセファロおよびパノラマエックス線写真

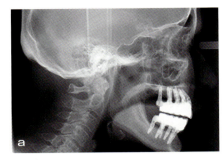
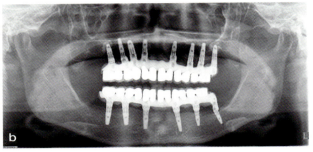
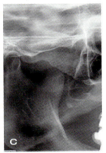
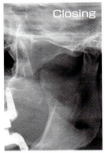
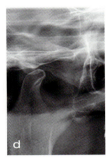
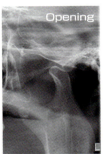

図21-a〜d　インプラントがバランスよく配置されている。また開咬時において関節結節を越えており、顆頭は十分な動きを見せている。

Ricketts' method　Lower facial height

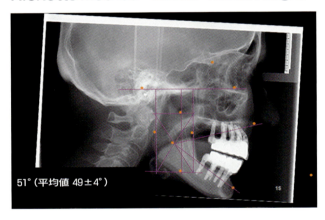

Clinical Point
舌房の狭窄につながるため、咬合高径は必要十分に獲得する必要がある。

図22　十分な咬合高径が維持されている。

埋入シミュレーションと術後CTの比較

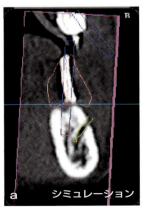
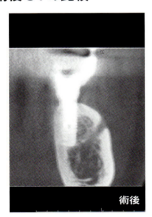
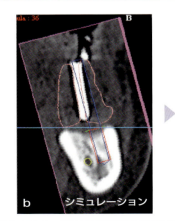
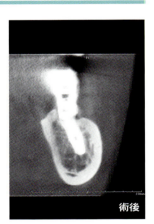

図23-a、b　4 6 はラウンドバーで皮質骨を感知しながら慎重に埋入するも、6 は下歯槽管に近接する形となった。ただ、症状は出ていない。

第3章　多数歯欠損：デンチャーかインプラントか、その勘所

術後9年7か月経過時（2018年3月）

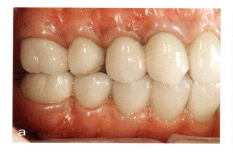
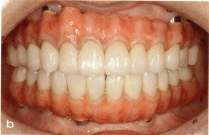
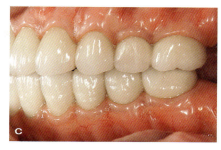
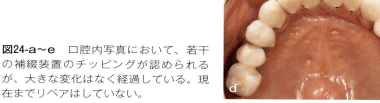
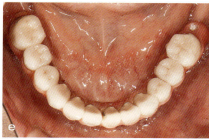

図24-a〜e　口腔内写真において、若干の補綴装置のチッピングが認められるが、大きな変化はなく経過している。現在までリペアはしていない。

Recommended material

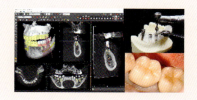

Landmark System
（アイキャット社製）
　CTデータを直接ソフト取り込みシミュレーション、その結果を反映したサージカルガイドで精度高い手術が行える。また、CAD/CAMとも連携し、デジタルデータの一気通貫でCT撮影、ワックスアップから最終補綴まで、インプラント治療をトータルに支援する。

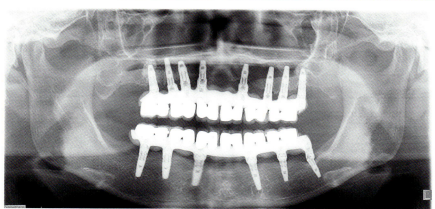

図25　インプラント周囲組織は非常に安定している。上顎8本、下顎6本のフィクスチャーでのボーンアンカードブリッジは、パノラマエックス線で見ても安心感がある。

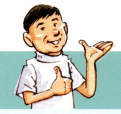

本症例のまとめ

　重度歯周病で無歯顎になった患者は、骨量不足が多く、インプラントの本数はある程度ないと歯冠-歯根比が悪いため、加重負担になる場合がある。本症例では、上顎8本、下顎6本での処置となったが、バランスよく配置され、予後としては期待がもてる。

第 4 章

Mastering occlusal Reconstruction

良好な長期予後を求めない患者はいない

chapter 4-1 Longevityを実現するための咬合再構成の考え方

1 Longevityを実現するための咬合再構成

　長期にわたり良好な予後を期待するためには、咬合の安定が不可欠である。そのためには、適正な下顎位のもとで、咬合平面を是正し、連続性を持った馬蹄形で左右シンメトリックな歯列を構築することが重要である。しかし、長期にわたって咬合の安定を維持することは非常に困難である。なぜなら、治療が終了してからも、術者の予期しなかった変化が口腔内に現れたり、患者の悪習癖や生活からくる外部環境のストレスによりパラファンクションが出現することがあるからであり、それは本書で提示した各症例の長期経過を見てもわかると思う。

　咬合再構成を行った後に、再度、補綴装置をやり直すことは珍しくないことで、それ自体は大した問題ではない。補綴治療が終了した時点がもっとも良い状態で、補綴装置自体はいずれ新しいものと置換して行かなければならず、筆者はそれを「洋服を着替えるようなもの」と患者に説明するようにしている。しかし、歯が破折したり、

顎関節に異常が出るなど、顎口腔系に新たに問題が生じた場合には、根本的な補綴設計の見直しが必要なこともあり、再治療が難しいケースも多くなる。そのために筆者は、今後起こり得る問題を含め、治療終了後、口腔内写真やデンタルエックス線写真などの資料をプリントアウトして患者に説明し、お渡しするようにしている。

　多種多様な病態を持つ患者に対してLongevityを実現するための咬合再構成を行うためには、診査・診断にあたって将来のリスクファクターを見極めることが非常に重要である。そして、そのリスクファクターを考慮しつつ、将来起こりうる問題を予測しながら治療を行わなければならない。また、歯・歯列、顎関節、口腔周囲筋といった顎口腔系の1箇所に過度な負荷がかかり過ぎることなく、顎口腔系と神経筋機構が長期にわたって調和のとれた状態を目指さなければならない。

審美的で機能的な咬合再構成を求めて

1. Tooth／Implant
2. Periodontal tissue／
   Peri-implant tissue
3. Temporomandibular joint
4. Oral surrounding muscle

顎口腔系になるべく負担がかからないように
咬合再構成をする必要がある。

そのためには、適正な下顎位のもとで、バランスのとれた咬合平面・
歯列を構築することが重要である。

第4章　良好な長期予後を求めない患者はいない

2　歯列不正症例における*Longevity*

　歯列不正症例においては、咬合異常から生じる顎関節症とパラファンクションを見逃さないようにしなければならない。

　つまり、歯列不正という病態だけでなく、歯に出現する磨耗・咬耗や顎関節症の症状、咀嚼筋群のスパズムなどの顎口腔系に現れた異常からパラファンクションというリスクファクターを把握し、全顎的な歯列矯正による歯のアライメントを行って、顎関節に負担がなく、左右の咀嚼筋のバランスのとれた位置で、咬頭嵌合位を構築することがLongevity獲得には必須である。

　また、顎関節症では、顎関節の形態変化や、関節円板の位置異常ならびにパーフォレーションなどの病態を認め、急性期には、機能時における疼痛、口が開かないなどの機能障害、開閉口時に音がするなどの臨床症状を呈する。このようなケースでは、スプリント療法や顎の体操などを行い、咀嚼筋群のスパズムをとり、顎関節症の臨床症状を緩和させ、スムーズな開閉口運動ができる顎位を模索し、そこをプロビジョナルレストレーションの運動終末位と決定し、仮の咬頭嵌合位を構築する。当然であるが、ここからさらに再度、顎位の模索を行わなければならない。

3　歯周病症例における*Longevity*

　歯周病症例においても、多数のリスクファクターが存在する。また、歯槽骨吸収による支持組織喪失のために、歯の動揺、咬合干渉をともなった歯列不正を認め、咬合が不安定となっており、咬合再構成の難易度が高い。

　長期にわたる複雑な咬合再構成を成功に導くためには患者の協力が必要なため、まずは十分な動機づけがなによりも必要である。そして、徹底的な歯周初期治療と、内部環境・外部環境の整備のための歯周外科処置、歯列矯正などを段取りよく行いながらプロビジョナルレストレーションにおいて機能的・審美的な状態を模索するが、中等度から重度の歯周病の場合には、歯の動揺を完全に収束させることが難しく、咬合の安定を得にくいため、最終的な補綴装置の連結の範囲を慎重に決定しなければならない。

　ちなみに歯を連結する場合、端の歯に負担がかかってトラブルを起こしやすくなるので、支持組織の健全な歯が端になるようにするのがポイントである。

4　多数歯欠損症例における*Longevity*

　多数歯欠損症例では、多くの歯が抜歯された経緯から疑う重篤なリスクファクターの存在と、顎口腔系の諸組織に生じた異常、さらに下顎位の垂直的・水平的な偏位などのために、理想的な咬合関係を再構築し、さらにそれを維持することが難しい。

　治療としては、まずは咬合支持を再獲得した後に、残存歯を保存してオーバーレイタイプの局部床義歯、もしくはインプラントを使用してのボーンアンカードブリッジによる対応となる。いずれにしても多数歯欠損症例では、下顎頭が変形し、関節円板との位置関係が異常なことが多いので、中心位は存在しないと考え、慎重に下顎位を決定する必要がある。また、多くの症例では、咬合高径が低位になっているケースが多く、舌房が狭小化していることも念頭に入れておく必要がある。

　ただし、オーバーレイタイプの局部床義歯や骨造成を行わないインプラントケースでは、歯列矯正が必要ないので治療自体は比較的容易である。したがって、治療の難易度は、多数歯欠損、歯列不正、歯周病の順に高くなると考えてよい。

5　メインテナンスと患者の高齢化

　口腔内の思わぬ変化や、いつ出現するか予測のつかない外部環境（ストレス）からくるパラファンクションの問題など、咬合再構成が必要な症例のLongevity獲得を難しくする要因は多い。したがって、変化していく口腔内に即座に対応できるよう、患者と良好な人間関係を保ちつつ、きめ細かなメインテナンスを行うことが大切である。

　そして、メインテナンスを長期にわたって続けていると、患者自身の高齢化が進むので、メインテナンス法と、再治療の際の治療法の選択も変わってくる。つまり、高齢になっていくほど患者の負担が少ないメインテナンスを行い、再治療が必要になった場合でも、「積極的で一番よい治療」ではなく、患者の体力、全身状態、BP製剤をはじめとした服用中の薬剤などを総合的に判断したうえで、現在のその患者に最適なカスタマイズされた治療法を選んでいかなければならない。

Recommended material

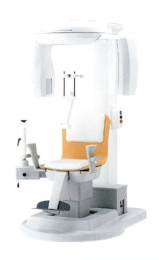

ファインキューブ（吉田製作所社製）
　パノラマサイズのCT。コンパクトな設置スペースと質量も390kgと軽量。
　また、高精細で機能性・操作性に優れた3D画像。高精細な3D画像はマウスのみの操作で自由自在に回転移動、拡大縮小、コントラストおよびカラー調整、軟組織／硬組織の表示切替、カット、距離計算等できる。
　さらに、撮影領域を選択可能。「標準」・「ハイレゾ」2種類の撮影領域（FOV）と「標準」「高精細」「クイック」3種類の撮影モードを選択することが可能。
　簡単な位置付システム。正確な撮影をガイドするナビゲーション画面の指示に従うことで操作をシンプルに。ビデオ画像と撮影領域がリンクしているので患者さんの位置付をモニターしながら正確な位置付を行うことができる。

参考文献

1. 五十嵐順正，榎本紘昭，筒井昌秀，寺西邦彦，川島　哲．インプラント時代のパーシャルデンチャーを考える．the Quintessence 2000；19(8)：84-109.

2. 井出吉信，阿部伸一，上松博子，坂　英樹，御手洗　智．人体解剖学2 筋学(頭頸部)＜改訂第2版＞．東京：わかば出版，2001.

3. 井出吉信，中沢勝宏．顎関節 機能解剖図譜．東京：クインテッセンス出版，1990：57.

4. 今井一彰．自律神経を整えて病気を治す！口の体操「あいうべ」．東京：マキノ出版，2015.

5. 上田秀朗．1時間で読めて30年使える　歯科臨床の7つのツボ―100選―．東京：クインテッセンス出版，2008.

6. 上田秀朗．続・1時間で読めて30年使える　歯科臨床の7つのツボ +100選．東京：クインテッセンス出版，2010.

7. 上田秀朗，甲斐康晴(監修)，北九州歯学研究会若若手会(著)．30症例で学ぶ　エックス線診断を100％臨床で活用するには―う蝕，根尖病変，歯周病の読み方と治療方針―．東京：クインテッセンス出版，2010.

8. 上田秀朗・木村英生．Reliable Dentistry Step2. 限局矯正・審美修復・インプラント・総義歯．東京：医歯薬出版，2011；59.

9. 小野善弘，畠山善行，宮本泰和，松井徳雄．コンセプトをもった予知性の高い歯周外科処置．東京：クインテッセンス出版，2001.

10. 北村　徹．パラトグラムを利用して義歯の発音障害を改善した症例．臨床歯報 1992；18：65-76.

11. 城戸寛史，榊　恭範，上田秀朗，白石和仁，大村祐進．中間欠損における補綴設計のディシジョンメーキング．Quintessence DENT Implantol 2000；9(1)：77-85.

12. 木村智憲，下尾嘉昭．All-on-4 Consept 第13回：All-on-4の偶発症について．インプラントジャーナル 2012；13(3)：119-129.

13. 佐藤直志．インプラント周囲のティッシュマネージメント．東京：クインテッセンス出版，2001.

14. 社団法人日本補綴歯科学会有床義歯補綴診療のガイドライン作成委員会(編)．有床義歯補綴診療のガイドライン(2009改訂版)．社団法人日本補綴歯科学会；2009.

15. 下川公一．インプラント治療と残存天然歯．Quintessence DENT Implantol 2000；7(5)：26-38.

16. 下川公一．動画で理解！Dr. 下川の咬合治療とその概念 第1回　私の考える理想下顎位(咬合)の定義と咬合治療．the Quintessence 2015；96-104.

17. 杉田龍士郎．中心位 を「単一の定義」へ～米国補綴学会の新たな一歩～．WHIT CROSS 2016.10.08.

18. 土屋賢司．イラストレイテッド　歯冠修復　アドバンステクニック ―ハンズオンで学ぶ製作ステップの勘所：天然歯＆インプラント―．東京：クインテッセンス出版，2011.

19. 筒井照子，西林　滋，小川晴也．態癖―力のコントロール．東京：クインテッセンス出版，2010.

20. 筒井照子，筒井祐介．包括歯科臨床II　顎口腔機能の診断と回復．東京：クインテッセンス出版，2015.

21. 筒井昌秀．イラストで見る筒井昌秀の臨床テクニック．東京：クインテッセンス出版，2004.

22. 筒井昌秀，筒井照子．包括歯科臨床．東京：クインテッセンス出版，2003.

23. 筒井昌秀，筒井照子．包括歯科臨床・その理論と実際4. 補綴臨床 1996；29(3)：359-390.

24. 筒井昌秀，筒井照子．包括歯科臨床・その理論と実際6. 補綴臨床 1997；30(2)：155-180.

25. 中原　泉(編集代表)．新常用歯科辞典＜第3版＞．東京：医歯薬出版，1999.

26. 夏堀礼二．長期症例に学ぶ――その治療は果たして適正であったか？ 歯周補綴後12年経過症例に学ぶ．the Quintessence 2012；31(7)：100-113.

27. 堀内克啓．インプラント外科 基本手技と自家骨移植のポイント．東京：クインテッセンス出版，2010.

28. 山﨑長郎．審美修復治療．東京：クインテッセンス出版，1999.

29. 山下恒彦．Focus on Digital Dentistry　Redirecting Screw Channel Position ―最新デジタル技術で覚醒するスクリューリテインの可能性―．QDT 2017；42(1)：104-117.

30. Robert.L.Lee(著)，河野正司(訳)．アンテリアーガイダンス3．東京：東京歯材社，1984.

31. Dahlin C, Andersson L, Linde A. Bone augmentation at fenestrated implants by an osteopromotive membrane technique. A controlled clinical study. Clin Oral Implants Res 1991；2(4)：159-165.

32. Drake RL, Vogl AW, Mitchel AWM, Tibbitts RM, Richardson PE. Gray's Atras of Anatomy. Philadelphia：Churchill Livingstone/Elsevier, 2008：504.

33. Hermann JS, Buser D, Schenk RK, Higginbottom FL, Cochran DL. Biologic width around titanium implants. A physiologically formed and stable dimension over time. Clin Oral Implants Res 2000；11(1)：1-11.

34. Jovanovic SA, Spiekermann H, Richter EJ. Bone regeneration around titanium dental implants in dehisced defect sites：a clinical study. Int J Oral Maxillofac Implants 1992；7(2)：233-245.

35. Lindhe J, Berglundh T. The interface between the mucosa and the implant. Periodontol 2000 1998；17：47-54.

36. Nevins M, Mellonig JT. Enhancement of the damaged edentulous ridge to receive dental implants：a combination of allograft and the GORE-TEX membrane. Int J Periodontics Restorative Dent 1992；12(2)：96-111.

37. Simion M, Baldoni M, Zaffe D. Jawbone enlargement using immediate implant placement associated with a split-crest technique and guided tissue regeneration. Int J Periodontics Restorative Dent 1992；12(6)：462-473.

索引

あ

アーチレングス・ディスクレパンシー **52**

あいうべ体操 **53**

アイヒナーのB2 **138**

アキシス平面 **16**

アクセスホール **78**

顎の体操 **53**

浅めの被蓋 **173**

圧下 **148**

圧排コード **39**

後戻り **158**

アバットメント **140**

アバットメントを露出 **189**

アライメント **25、123**

安静位空隙 **25**

アンテリアガイダンス **173**

い

イニシャル Ti ベーシックセット **75**

インサイザルエッジポジション **31**

印象用コーピング **170、184**

インプラント **18**

インプラント一次手術 **28**

インプラントオーバーデンチャー **181**

インプラント貫通部 **189**

インプラントにかかる負荷 **188**

インプラント二次手術 **29**

インプラントの利点と欠点 **19**

う

ウィルソンの湾曲 **15**

ウルトラパック **43**

運動終末位 **54、130、207**

え

エクスターナルコネクション **140**

エムドゲイン **131**

エンド・ペリオ病変 **116、133**

お

オーバージェット **16**

オーバーバイト **16**

オーバーレイ **157**

オーバーレイタイプ **166**

オーバーレイタイプの局部床義歯 **154**

オープンコイルスプリング **96**

オープンフラップ **197**

オクルーザルコンタクト **110**

オトガイ底 **199**

か

開口訓練 **52**

外部環境 **206**

外部環境の構築 **139**

過蓋咬合 **136**

過蓋咬合の治療方針 **152**

下顎骨隆起 **151**

下顎頭の形態変化 **154**

顎位の低下 **137**

顎位の模索 **207**

角化歯槽粘膜 **169**

顎関節 **46**

顎関節円板障害 **52**

顎関節症 **50**

顎関節症治療 **52**

顎関節症の分類 **52**

顎関節痛障害 **52**

顎関節のリハビリ **52**

顎関節の臨床症状 **137**

顎口腔系 **16**

顎骨の加齢変化 **119**

き

逆スピー **131**

窮屈な咬合 **24、33**

臼歯部奥高 **137**

吸収性変化 **24**

急性発作 **121**

狭小化 **207**

矯正的挺出 **72、108**

矯正治療 **52、54、55**

矯正用インプラント **148**

筋機能療法 **72**

筋攣縮 **24**

く

空隙歯列 **104**

楔状欠損 **24、123**

グラインディング **24**

グラインディングタイプ **118、173**

グループファンクション **61**

クレンチング **24**

下口唇の巻き込み癖 **70、136、137**

荷重負担 **181**

カスタマイズされた治療法 **208**

カストロビージョ HU 型 **161**

顆頭間距離 **118**

顆頭傾斜角度 **118**

過度な咬合力 **82**

痂皮 **131**

下部鼓形空隙 **158**

感覚受容器 **14**

患者の高齢化 **208**

患者の体力 **208**

関節結節の高さの減弱 **154**

関節頭の平坦化 **24**

カンペル平面 **16**

クロスバイト **82**

クロス縫合 **37**

け

経年的変化 **121**

結合組織移植 **30、61**

欠損歯列への対応 **18**

健側咀嚼 **52**

減張切開 **36**

こ

口腔悪習癖 **24**

口腔外からの力 **52**

口腔周囲筋のスパズム **60**

咬合高径 **192、199、207**

咬合再構成 **14、18、208**

咬合調整 **52、110**

咬合治療 **25**

咬合の安定 **206**

咬合平面 **16**

咬合崩壊 **104、174**

咬頭嵌合位 **207**

咬頭傾斜 **118**

咬頭傾斜角度 **118**

後方の咬合干渉 **131**

咬耗 **24、123、190**

高齢化 **208**

高齢者 **121**

口裂 **199**

コーヌスデンチャー **154**

骨格性歯列不正 **52**

骨格性のⅢ級 **180**

骨隆起 **24、71、188**

コピーデンチャー **194**

コミュニケーションジグ **170**

根尖側移動術 **86、155**

根面被覆 **86、94、96**

コンピュータシミュレーション
195

コンプレス **45**

さ

サージカルガイド **155、159、167**

最新のマテリアル **76**

サイナスリフト **66**

ザイブインプラントシステム **171**

再埋入 **171**

サブストラクチャー **163、185**

左右シンメトリック **206**

左右シンメトリックなアーチ **200**

暫間義歯 **158、194**

し

ジーシーインプラント Re Setio
Plus **57**

歯科矯正用アンカースクリュー
84

歯冠形態修正 **110**

歯冠長延長術 **30、85**

歯頸ライン **31**

歯頸ラインの整合性 **73、92**

歯根分割 **126**

歯周病症例における咬合再構成
102

歯周病症例における Longevity
207

歯周病症例への対処法 **102**

歯周病の進行パターン **104**

自然挺出 **108**

歯槽骨の膨隆 **24**

歯槽頂切開 **132**

支台歯形成量 **87**

歯肉圧排 **30、39**

歯肉頬移行部 **189**

歯肉溝の深さ **39**

歯肉の質 **39**

歯肉の退縮 **24**

歯肉弁歯冠側移動術 **61**

歯肉のリセッション **33、67、127**

上顎洞底挙上術 **196**

上下歯列接触癖 **60、72**

上唇小帯切除術 **72**

上皮付結合組織移植 **138**

上皮のダウングロース **131**

歯列接触癖 **70**

歯列不正症例における咬合再構成
24

歯列不正症例における Longevity
207

神経筋機構 **14**

診断用ガイド **155、159**

す

睡眠時無呼吸症候群 **104、174、**
176

ストレス **206**

ストレスブレイカー **66**

スパズム **24**

スピーの湾曲 **15**

スプリットクレスト **177**

スマイルライン **17、200**

すれ違い咬合 **146**

せ

舌骨付近の筋肉 **176**

摂食・嚥下 **14**

舌突出癖 **104、122**

舌のスペース **176**

舌房 **192、207**

舌房の狭窄 **174**

セファログラム **134**

全身状態 **208**

セントラルフォッサライン **16**

そ

即時荷重 **183、197**

側方咬合湾曲 **15**

側方調節湾曲 **15**

ソケットリフト **132、171、196**

咀嚼筋痛障害 **52**

咀嚼サイクル **131**

ソフトティッシュマネジメント **92**

た
態癖 **52**

多種多様な病態 **206**

多数歯欠損症例における咬合再構成 **154**

多数歯欠損症例における Longevi-ty **207**

多数歯欠損症例への対処法 **154**

タッピング **24**

短縮歯列 **126**

単純縫合 **37**

ち
注意喚起 **190**

中心位 **25**

中心窩線 **16**

チョッパータイプ **118**

て
ディスインテグレーション **98**

ディスクルージョン **27、110**

ディスタルウェッジ **30**

適正な下顎位 **206**

デナー・マークⅡ咬合器 **155**

デンチャースペース **82**

と
瞳孔 **199**

瞳孔線 **17**

トライアンドエラー **102**

ドライウエットライン **17、31**

トラップドアテクニック **66**

ドリコフェイシャル **24、118**

トリミング **183**

ドリリング **195**

な
内冠 **170**

内部環境の整備 **139**

に
二次カリエス **135**

二態咬合 **152**

認知行動療法 **25、60**

ね
粘膜貫通部 **155**

粘膜骨膜弁 **155**

の
ノーベルプロセラ **69**

は
バイトプレーン **52**

バイラテラルマニュピレーション **155**

鋏状の咬合 **51**

歯・歯列接触癖 **24**

パターンレジン **200**

発音障害 **192**

抜歯 **125**

抜歯窩の治癒期間 **155**

抜歯即時埋入 **183**

パッシブフィット **184**

パラファンクション **24、58、60、186**

ひ
ピーター・ドーソン **155**

被蓋関係 **137**

鼻下点 **199**

ピックアップ印象 **29、39**

ふ
ファーストドリリング **168**

部位特異的 **128**

フェルール **30**

ブラキオフェイシャル **24、118**

ブラキシズム **24**

フラップレス **169**

フランクフルト平面 **16**

フリーハンドでのドリリング **168**

ブリッジ **18**

フレアーアウト **104、122**

ブレードハンドル パケット **37、139**

プロテクションガード **25**

プロビジョナルデンチャー **154、187**

プロビジョナルレストレーション **38、170**

へ
ペリオドンタル・プラスティック サージェリー **102**

変形性顎関節症 **52**

偏心運動 **110**

偏頭痛 **24**

偏側咀嚼 **24、52、112**

ほ
ポイントセントリック **33、117**

膨隆 **120**

頬杖 **52**

ボーンアンカードブリッジ **154**

ポケットメインテナンス **121**

保存 **125**

ボックス形態 **136、137**

ボックスタイプ **70**

補綴設計 **114**

補綴治療 **52**

補綴前矯正 **36**

補填材 **131**

ま
埋入シミュレーション **202**

摩耗 **24、123**

め

メインテナンス **121**

メタルフレーム **196**

免荷期間 **155**

メンブレン **132**

ゆ

有茎弁移動 **95**

有床義歯 **18**

遊離歯肉移植術 **29、116、124、
155**

遊離端欠損症例 **44**

よ

横向き寝 **52**

ら

ラジオグラフィックガイド **194**

ラミテック **200**

り

リスクファクター **155、206**

理想とする下顎位と咬合 **15**

リッジオギュメンテーション **30、
138**

れ

レベリング **28**

連結の範囲 **114、207**

ろ

弄舌癖 **24、70**

ローテーション **133**

ロングスパン **59**

英数字

3i パラレルウォールドインプラン
ト **49**

3D シミュレーション **28**

III 度の分岐部病変 **122**

A

A プラン **75**

B

B プラン **75**

BioHorizons Laser-Lok® インプ
ラント **80**

BP 製剤 **208**

C

CAD/CAM **140、155**

CBCT **195**

CO_2 レーザー **38、131**

CR レシオ（歯冠 – 歯根比） **102**

CR レシオ（歯冠 – 歯根比）の改善
108

E

erosion **24、46、120**

F

flattening **24、46**

G

GBR **36、124**

GOA トレーサー **155**

GOA 描記法 **155**

I

Individual Crown **193、201**

INTEGO **163**

L

Landmark System **203**

Longevity **206**

Lower facial height **202**

P

Palatogram Analysis **199**

Patterson **199**

R

Ricketts'method **202**

S

Simplant **28、179**

Sinus JO 5 **188、191**

stage 1 **104、106**

stage 2 **104**

stage 3 **104**

stage 4 **104**

T

TCH **190**

Ti ベースのジルコニア **155**

TM ダイヤモンドバー **33**

U

Ueda の分類 **81**

W

Willis 法 **199**

Z

ZAC™(ZEX Angulated Chimney)
システム **79**

おわりに

　歯科医師となって䯦業し、今年で32年目を迎える。開業当初はバブル全盛の時代で、歯科医師免許さえあれば、すぐさま銀行が融資してくれていたので、20代後半の院長が続々と生まれていた。日本の景気は、株価が3万円を超え、急速度で上昇し、歯科医師は特段の苦労をすることもなく、経営も安定していた。また、患者の要求は今と違って格段に低く、クレーマーと言われる患者も皆無であり、歯科医㔂もストレスなく診療ができ、いわば歯科界全体もバブルを迎えていた。

　しかし、筆者は当初よりこのような時代が長く続くわけはなく、いつかは終焉を迎えると予測し、歯科医師としてのあり方を模索してきた。歯科医師としての本分は、『患者が不自由なく快適に食生活を送る』手助けをすることであり、そのためには、技術と知識を磨くことが重要と考え、日々努力を続けた。もちろんそこには、師と仰ぐ河原英雄先生、下川公一先生、筒井昌秀先生との出会いがあり、その影響を受けたおかげでここまで来ることができた。

　筆者は常々、日本の歯科界をよくしたいと願っている。そのためには、歯科医師が危機感を持ってその意識を変えるとともに、国民の要求に応えられるだけの確かな技術を持っていなければならない。したがって、若い先生にはしっかり勉強していただきたい。それも、いきなり高度な手技や最新のトピックスに飛びつくのではなく、基本治療を大事にして、基礎レベルを確実に上げていくスタンスがよいと思う。また、米国式の治療法なども素晴らしいものがあるが、専門性でやっている歯科治療と、日本のように保険がベースにあっての歯科治療、目指す目標、置かれている環境などをしっかり見極めておかないと、すべてが中途半端に終わってしまう。

　本書で提示した症例でわかるように、咬合再構成が必要なほどの問題を抱えた患者の場合、補綴装置の破損、歯根破折、歯周組織の変化などによって、治療のやり直しを余儀なくされるケースは多い。したがって、患者のキャラクターを把握し、責任の所在を明確にして、真摯に患者と向き合いながらメインテナンスを続けていかなければならない。

　歯科知識と技術を学び続け、それを臨床で実践するにあたり、どれほど真剣になれるかが、歯科医療人として問われている。そして、そのような医療人としてのプロフェッショナルな意識を持った歯科医師が増えていくことによってこそ、歯科界が魅力あるものとなっていくのだと思う。

　最後に、本書が若手歯科医師にとって、明日からの臨床の一助となることを願ってやまない。

2018年5月

上田秀朗

著者略歴

上田秀朗（うえだ　ひであき）

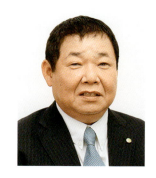

1983年　福岡歯科大学卒業
1987年　北九州市小倉南区にてうえだ歯科開院
2007年　北九州市小倉北区に移転
2010年　福岡歯科大学臨床教授就任
2014年　USC（南カリフォルニア大学歯学部）客員教授
2017年　日本顎咬合学会理事長就任

所属団体
・北九州歯学研究会会員
・JACD前会長
・日本審美歯科協会会員
・咬合療法研究会会員
・日本顎咬合学会　指導医・理事長
・日本口腔インプラント学会　専門医・指導医・代議員
・日本歯科審美学会会員
・Osseointegration Study Club Of Japan 元会長
・上田塾主宰
・アメリカ歯周病学会会員（AAP）
・アメリカインプラント学会会員（AO）
・日本包括歯科臨床学会前会長

イラスト　伊藤　典
　　　　　吉田真琴

クインテッセンス出版の書籍・雑誌は、歯学書専用通販サイト『歯学書.COM』にてご購入いただけます。

PCからのアクセスは…
歯学書　検索

携帯電話からのアクセスは…
QRコードからモバイルナイトへ

QUINTESSENCE PUBLISHING 日本

実践　咬合再構成を極める
歯列不正、歯周疾患、多数歯欠損を読み解く

2018年7月10日　第1版第1刷発行

著　　者	上田秀朗（うえだひであき）
発 行 人	北峯康充
発 行 所	クインテッセンス出版株式会社
	東京都文京区本郷3丁目2番6号　〒113-0033
	クイントハウスビル　電話(03)5842-2270(代表)
	(03)5842-2272(営業部)
	(03)5842-2279(編集部)
	web page address　http://www.quint-j.co.p/
印刷・製本	サン美術印刷株式会社

Ⓒ2018　クインテッセンス出版株式会社　　　　禁無断転載・複写
Printed in Japan　　　　　　　　　　　　　　落丁本・乱丁本はお取り替えします
ISBN978-4-7812-0630-1　C3047　　　　　　　定価はカバーに表示してあります